薬剤師のための

検査値判読ドリル

臨床検査専門医×薬剤師の視点

■監修・編集　上硲 俊法

じほう

執筆者一覧

■監修・編集

上硲　俊法（近畿大学病院臨床検査医学教授）

■執筆

芦田　隆司（近畿大学病院輸血・細胞治療センター教授）

上硲　俊法（近畿大学病院臨床検査医学教授）

田中　裕滋（近畿大学病院臨床検査医学講師）

平野　　豊（近畿大学病院中央臨床検査部准教授）

栁江　正嗣（近畿大学病院薬剤部技術主任）

吉田　宏二（近畿大学病院薬剤部技術主任）

吉年　正宏（近畿大学病院薬剤部技術主任）

（五十音順）

序

　今日の医療において薬剤師は患者に近い臨床現場で活躍することが期待されている。薬剤師が接する患者は当然何らかの病気を有しているので，患者の病態を理解したうえでの服薬指導が求められている。このような臨床現場で活躍する薬剤師にとって，患者の病態を理解するためのツールの一つが検査データである。病院薬剤師は電子カルテの検査データを，保険薬局薬剤師は院外処方箋に記載されている臨床検査値や患者が持参したさまざまな検査データを利用することができる。

　臨床の現場で臨床検査値を活用するためには，適切な判読の手順を踏まねばならない。臨床検査値の判読の手順は，まず「①検査値の異常」を見いだすことにはじまり，次に，「②その検査値のもつ意味」を理解したうえで，「③複数の検査値の変化をまとめ，起こっている病態」を考察することである。さらに検査値以外の情報を参考に，「④その病態を起こした原因」を推察することも重要である。このように臨床検査はその背景にある病態をあぶりだすことを目的に判読して初めて臨床医学的に意味をもつことになる。

　薬学部においては従来から臨床検査の教育が行われているが，限られた学習時間内での薬学生の「検査判読」の到達レベルは，「①異常な検査値の同定」と「②その意味を理解」するレベルであることが多く，臨床現場にて必要な「③複数の検査値をまとめて病態と関連付ける」レベルとはギャップがある。

　本書は，検査の基礎知識をもつ薬剤師の「検査値判読」レベルを，検査値の変化を病態と関連付けることができるレベルに引き上げることを目的に執筆された演習書である。執筆にあたっては検査値の判読に詳しい医師に加え，多くの病院薬剤師の協力のもと薬剤師に利用しやすい内容とした。取り上げる検査項目は，基本的検査（全身の病態を把握するのに必要な検査）項目であり，日常目に触れる機会が多いものである。これらの検査値の判読を通じて，その変化から考えられる病態を学習することができるようになっている。

　本書で学習した知識を活かし，臨床に関わる薬剤師が患者に臨床検査値を充分活用した服薬指導ができることを願っている。

令和3年5月吉日

執筆者を代表して

上硲　俊法

本書の構成と使い方

　本書は，薬剤師を対象に「基本的検査」のデータの読み方をトレーニングする学習書である「**薬剤師のための基礎からの検査値の読み方**」(以下，「**検査値の読み方**」)の姉妹書です。

　本書を学習することにより日常汎用される「基本的検査」のデータからその患者の病態を読み解く力がついていきます。

1. 本書が扱っている検査項目について

　本書が扱っている検査項目は主に臨床の現場において「基本的検査」と考えられているものです。「基本的検査」とは，日常診療において患者の全身状態を網羅的に把握するのに過不足なくカバーする検査です。

2. 本書が想定している読者層

　本書は臨床検査値を判読する演習書になっていますので，ある程度の検査に関する基礎知識があった方が望ましいと考えます。「**検査値の読み方**」の第Ⅰ章「はじめからわかる検査項目の基礎知識」を学習された方，もしくは本書のStep 1「検査値判読のMinimum Requirementを確認しよう」の問題を少なくとも半分程度理解できる方が目安と考えています。

3. 本書の構成と学習の仕方

　本書は，Step 1「検査値判読のMinimum Requirementを確認しよう」，Step 2「ケーススタディを通して検査値判読能力を高めよう」，Step 3「検査値を経時的に読んで診療の流れを理解しよう」の3つのStepから構成されています。

Step 1 「検査値判読のMinimum Requirementを確認しよう」

　Step 1では各検査項目を判読するのに必要な事項をMCQ形式で出題しています。「**検査値の読み方**」の第Ⅰ章「はじめからわかる検査項目の基礎知識」の理解度を確認するレベルになっています。また，問題の解説はその検査のMinimum Requirementが習得可能なようにしております。ご自身の知識の確認にお読みください。

Step 2 「ケーススタディを通して検査値判読能力を高めよう」

　Step 2では薬剤師が患者に接する現場において，患者の病態理解に検査結果を役立てるシチュエーションが展開されます。まず「患者情報」が提示されて

います。「患者情報」には，患者背景，処方内容に加え検査データがあります。
次に，この患者情報に関連したMCQがありますので，まず解いてみてください。

Step 2の解説は次の5つのパートからなります。
①検査値のプロブレムを整理する
まず検査値の中にある問題点を抽出します。ここで抽出したプロブレム
をもとに判読が始まります。
②プロブレムの意味を読み取る
プロブレムの示す意義をあげていきます。Step 1で確認したレベルの内
容をプロブレムに与え，プロブレムごとにその意味を吟味します。
③病態を読み込む
プロブレムに検査値以外の情報を組み込み，患者のどのような病態が検
査値の異常を引き起こしたかを考えます。ここではいくつかのプロブレ
ムをまとめて1つの病態に整理することもあります。
④薬剤師の考察
患者の病態を考えたうえで，薬剤師としてどのようなことができるかを
考察します。ここに書かれている内容は，ある薬剤師の考察と考えてく
ださい。是非ご自身でも一緒に考えてください。
⑤Follow up
この患者を薬剤師としてどのような検査データを利用して今後どのよう
にフォローアップしたらよいのかが書かれています。

Step 2の解説に書かれた手順は，検査値判読の基本です。検査判読に自信が
ついてきましたら，是非読者の皆さんご自身で解説にある5つのパートを作っ
てみてください。

Step 3 「検査値を経時的に読んで診療の流れを理解しよう」
Step 3では継続的に薬局に来る患者という設定で，経時的に変化する検査結
果をフォローします。各Caseでは経時的に色々なSceneが展開されますので，
それぞれのSceneで検査結果を判読し，どのようなことが医療の現場で起こっ
ているのかを考えます。Step 3では各患者がもつ疾患の経過や治療効果を検査
データに反映しています。検査情報のみで何が起こっているのかのすべてが分
かることはないですが，Step 2の判読の手順を応用してみてください。また，
解説には患者のもつ疾病についての記載もなされていますので，解説を読んで
からもう一度検査データを読み直すことも判読トレーニングになります。

基準範囲一覧

項目名称	項目	単位	基準範囲
白血球数	WBC	$10^3/\mu L$	3.3〜8.6
好中球	Neut	%	40〜60
好酸球	EOS	%	2〜4
好塩基球	BASO	%	0〜2
単球	MONO	%	3〜6
リンパ球	LYMP	%	26〜40
赤血球数	RBC	$10^6/\mu L$	男性：4.35〜5.55
			女性：3.86〜4.92
ヘモグロビン	Hb	g/dL	男性：13.7〜16.8
			女性：11.6〜14.8
ヘマトクリット	Ht	%	男性：40.7〜50.1
			女性：35.1〜44.4
平均赤血球容積	MCV	fL	83.6〜98.2
平均赤血球色素量	MCH	pg	27.5〜33.2
平均赤血球色素濃度	MCHC	g/dL	31.7〜35.3
血小板数	PLT	$10^4/\mu L$	15.8〜34.8
プロトロンビン時間　　秒 　　　　　　　　　活性 　　　　　　　　　国際基準比	PT PT PT-INR	秒 % 	9〜12 80〜120 1.0±0.1
活性化部分トロンボプラスチン時間	APTT	秒	30〜40
総蛋白	TP	g/dL	6.6〜8.1
血清アルブミン	Alb	g/dL	4.1〜5.1
グロブリン	GLB	g/dL	2.2〜3.4
アルブミン，グロブリン比	A/G		1.32〜2.23
血中尿素窒素	BUN	mg/dL	8〜20
血清クレアチニン	Cre	mg/dL	男性：0.65〜1.07
			女性：0.46〜0.79
推定糸球体濾過量	eGFR	$mL/min/1.73\,m^2$	90以上
尿酸	UA	mg/dL	男性：3.7〜7.8
			女性：2.6〜5.5
ナトリウム	Na	mEq/L	138〜145
カリウム	K	mEq/L	3.6〜4.8
クロール	Cl	mEq/L	101〜108

項目名称	項目	単位	基準範囲
カルシウム	Ca	mg/dL	8.8〜10.1
無機リン	IP	mg/dL	2.7〜4.6
血糖	GLU	mg/dL	73〜109
トリグリセライド	TG	mg/dL	男性：40〜234
			女性：30〜117
総コレステロール	TC	mg/dL	142〜248
HDL-コレステロール	HDL-C	mg/dL	男性：38〜90
			女性：48〜103
LDL-コレステロール	LDL-C	mg/dL	65〜163
総ビリルビン	T-Bil	mg/dL	0.4〜1.5
直接ビリルビン	D-Bil	mg/dL	0.0〜0.4
間接ビリルビン	I-Bil	mg/dL	0.2〜0.8
アスパラギン酸アミノトランスフェラーゼ	AST	U/L	13〜30
アラニンアミノトランスフェラーゼ	ALT	U/L	男性：10〜42
			女性： 7〜23
乳酸脱水素酵素	LDH	U/L	124〜222
アルカリホスファターゼ	ALP	U/L	38〜113
γ-グルタミルトランスフェラーゼ	γ-GT	U/L	男性：13〜64
			女性： 9〜32
コリンエステラーゼ	ChE	U/L	男性：240〜486
			女性：201〜421
アミラーゼ	AMY	U/L	44〜132
クレアチンキナーゼ	CK	U/L	男性：59〜248
			女性：41〜153
脳性ナトリウム利尿ペプチド	BNP	pg/mL	18.4以下
C反応性蛋白	CRP	mg/dL	0.0〜0.14
鉄	Fe	μg/dL	40〜188
免疫グロブリン	IgG	mg/dL	861〜1747
免疫グロブリン	IgA	mg/dL	93〜393
免疫グロブリン	IgM	mg/dL	男性：33〜183
			女性：50〜269
グリコヘモグロビン	HbA1c	%	4.9〜6.0

（日本臨床検査標準協議会（JCCLS） 基準範囲共用化委員会の共用基準範囲を参考に作成）

CONTENTS

Step1

検査値判読の
Minimum Requirementを
確認しよう

1 AST，ALT
アスパラギン酸アミノトランスフェラーゼ，
アラニンアミノトランスフェラーゼ

● Minimum Requirement

1．AST，ALT が異常となるのはどのようなとき？

2．AST/ALT 比をみる意義は？

3．肝機能検査を大きく 3 つに分けて考える！

問題

Q1 AST，ALT について誤っているものはどれか。

a．人工透析患者では低値となる。
b．高いほど肝細胞障害が強いと考えられる。
c．肝細胞の AST/ALT 活性比は 2 ～ 3 である。
d．骨格筋疾患ではクレアチンキナーゼ（CK）の上昇を伴う。
e．ALT 活性が AST 活性より高いと肝臓以外の障害の可能性が高い。

Q2 ALT 優位のトランスフェラーゼ上昇を来すのはどれか。

a．肝硬変
b．アルコール性肝障害
c．急性肝炎極期
d．脂肪肝（過栄養性）
e．溶血

Q3 肝臓の状態を判断する検査のうち肝細胞の壊死を反映するのはどれか。2 つ選べ。

a．AST
b．ALT
c．ALP
d．γ-GT
e．ChE

≪ 正解 ≫

1 ▷ AST，ALT

A1 e．ALT 活性が AST 活性より高いと肝臓以外の障害の可能性が高い。

解説

AST，ALT は肝細胞以外にも全身の多くの細胞に分布して，細胞が破壊されると血液中で活性増加をみる逸脱酵素です。細胞のもつ AST/ALT 活性比は肝細胞では 2 〜 3 ですが，他の細胞ではもっと高くなります。肝細胞障害の場合は高いほど障害が強いと考えられます。人工透析患者では原因はよくわかっていませんが低値となります。

A2 d．脂肪肝(過栄養性)

解説

血清 AST/ALT 比は疾患を絞り込むのに重要で，ALT 活性が AST 活性より高い場合は肝疾患の可能性がかなり高く，原因となる疾患も脂肪肝(過栄養性)や線維化の少ない慢性肝炎などに絞り込むことが可能となります。他の臓器の疾患では AST 優位のトランスフェラーゼ上昇となります。骨格筋疾患では AST 上昇に加え，筋細胞に多いクレアチンキナーゼ(CK)が上昇します。

A3 a．AST　　b．ALT

解説

肝臓の状態を判断する検査は 3 つに分けて理解しておきます。①肝細胞の壊死を反映する検査(AST，ALT)，②胆汁うっ滞を反映する検査(ALP，γ-GT)，③肝細胞の合成機能を反映する検査(アルブミン，ChE，プロトロンビン時間)の 3 つです。この分類に従い検査値をみると肝臓の状態は理解しやすいです。

2 LDH 乳酸脱水素酵素

● **Minimum Requirement**

1．LDHとはどのような酵素？

2．LDH/AST比をみる意義は？

3．LDHのアイソザイムにはどのようなものがある？

問題

Q1 LDHについて<u>誤っている</u>ものはどれか。

a．ほとんどの細胞・臓器に存在する。

b．LDHには5つのアイソザイムがある。

c．H型とM型のサブユニットからなる2量体である。

d．細胞が破壊されると血中に増加する逸脱酵素である。

e．ピルビン酸と乳酸との相互変換を触媒する酵素である。

Q2 LDH/AST比が20を超えるのはどれか。

a．肝硬変

b．心筋梗塞

c．筋ジストロフィー

d．急性骨髄性白血病

e．アルコール性肝障害

Q3 LDHアイソザイムのうちLDH5が増加するのはどの臓器の障害のときか。

a．肝

b．心筋

c．赤血球

d．腎臓

e．肺

正解
2 LDH

A1 c．H型とM型のサブユニットからなる2量体である。

解説

　LDHは細胞内で糖代謝に関わるピルビン酸と乳酸を相互変換する酵素です。LDHはほとんどすべての細胞・臓器に存在する酵素ですが，特に腎臓，骨格筋，肝臓，心筋，膵臓，肺，赤血球に多く含まれています。そのため，これら臓器の異常で細胞が破壊されると血液中に酵素が出てきて増加します。LDHはH型とM型のサブユニットからなる4量体です。2つのサブユニットの組み合わせにより5つのアイソザイム（LDH1～LDH5）があります。

A2 d．急性骨髄性白血病

解説

　LDHの増加の程度は細胞破壊の程度と相関し，高度上昇があることは細胞破壊が強いことを示します。採血手技の問題による溶血が起こり上昇することもあります。肝疾患であればLDHに加えAST/ALT増加が目立ち，心筋や骨格筋の疾患であればCKの増加を伴います。LDH/AST比から傷害臓器の推測が可能です。肝疾患では6～10以下，心筋梗塞や肺梗塞で10前後，悪性腫瘍では10以上，白血病や悪性リンパ腫，溶血性疾患では20～30以上となります。

A3 a．肝

解説

　LDHアイソザイムは正常ではLDH2が最も多く，次にLDH1，LDH3，LDH4，LDH5と続きます。アイソザイムを測定することである程度臓器を特定できます。心筋にはLDH1が，赤血球，腎臓にはLDH1と2が，肺にはLDH3が多く存在します。肝臓にはLDH5が多く含まれます。

3 ▷ ALP アルカリホスファターゼ

- ● **Minimum Requirement**
  1. ALPとはどのような酵素？
  2. ALPが増加するのはどのようなとき？
  3. 6つのALPアイソザイムはそれぞれどのような臓器に分布する？

問題

Q1 ALPについて<u>誤っている</u>ものはどれか。

- a．アルカリ環境でリン酸化合物を加水分解する。
- b．肝機能検査としては胆汁うっ滞検出に有用である。
- c．肝臓に腫瘍ができるとALPが上昇することがある。
- d．骨芽細胞からALPは分泌される。
- e．妊娠中期から後期には低下する。

Q2 ALPが<u>上昇しない</u>のはどれか。

- a．骨折
- b．骨肉腫
- c．骨粗鬆症
- d．薬物性肝障害
- e．悪性腫瘍の骨転移

Q3 ALP 240IU/L（基準値38〜113）でALP2 20％（36〜72％），ALP3 80％（25〜59％）であった。考えられるのはどれか。2つ選べ。

- a．妊娠
- b．骨折
- c．閉塞性黄疸
- d．原発性肝がん
- e．副甲状腺機能亢進症

◤正解◥

③ **ALP**

A1 e．妊娠中期から後期には低下する。

解説

　ALPはアルカリ下でリン酸化合物を加水分解する酵素です。肝臓，骨，小腸に多く含まれています。肝機能検査として「胆汁うっ滞を診る検査」は有用です。また肝臓に腫瘍ができるとALPが上昇することがあります。胎盤にALPは発現しますので妊娠中期から後期に高くなります。骨芽細胞（骨を作る細胞）はALPを分泌しますので，骨芽細胞が増加する骨折，骨肉腫で上昇します。

A2 c．骨粗鬆症

解説

　ALPは，肝疾患，特に胆汁うっ滞（閉塞性黄疸や薬物性肝障害）や肝腫瘍，骨の病気（骨軟化症，悪性腫瘍の骨転移，骨折など）や骨の成長が起こる小児期，妊娠，副甲状腺から分泌されるPTHは骨芽細胞を刺激しますので副甲状腺機能亢進症でもALPが上昇します。骨粗鬆症では骨芽細胞の働きは低下していることが多くALPは上昇しません。

A3 b．骨折　　e．副甲状腺機能亢進症

解説

　ALPには6つのアイソザイムが存在します。どのアイソザイムが高値を示すかを確認することで，ALP高値の原因となる臓器を推測することができます。ALP1，2は肝臓に存在して，さまざまな胆道疾患や肝疾患で上昇し，ALP3は骨由来で骨折，骨肉腫，転移性骨腫瘍，副甲状腺機能亢進症などで上昇します。ALP4は胎盤由来で妊娠後期に増加し，ALP5は小腸由来で小腸疾患，門脈圧亢進症や血液型がBやO型の方では高脂肪食後に増加します。ALP6は免疫グロブリン結合型ALPで，潰瘍性大腸炎などで高くなります。

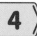 **γ-GT** γ-グルタミルトランスフェラーゼ

● **Minimum Requirement**

1. γ-GTとはどのような酵素?

2. γ-GTが増加するのはどのようなとき?

3. 酵素誘導によりγ-GTを上昇させる薬物にはどのようなものがある?

 問題

Q1 γ-GTについて<u>誤っている</u>ものはどれか。

a. ミクロゾーム酵素である。
b. 尿細管障害時に血中γ-GTは上昇する。
c. アルコール常飲者では血中γ-GTが上昇する。
d. 肝機能検査としては胆汁うっ滞の診断に有用である。
e. グルタチオンのγ-グルタミル基を他のペプチドやアミノ酸に転移する。

Q2 γ-GTが上昇しALPが正常なのはどれか。

a. 妊娠後期
b. 常習飲酒
c. 薬物性肝障害
d. 総胆管結石
e. 尿細管壊死

Q3 酵素誘導によりγ-GTが<u>上昇しにくい</u>薬物はどれか。

a. フェノバルビタール
b. フェニトイン
c. カルバマゼピン
d. リファンピシン
e. アンピシリン

◊ 正解 ◊

4 ▷ γ-GT

A1 b. 尿細管障害時に血中γ-GTは上昇する。

解説

γ-GTはグルタチオンなどを加水分解し他のペプチドやアミノ酸にγ-グルタミル基を転移する酵素です。γ-GTは腎臓に多量に存在し、他に膵臓、肝臓、脾臓、小腸、脳、心筋に存在します。血中γ-GTの大部分は肝細胞の毛細胆管膜や胆管上皮由来であるため、肝胆道系疾患の検査として有用です。腎障害時に尿中に排泄されます。γ-GTはミクロゾーム酵素であり、アルコールや向精神薬などによって誘導を受け、血中で増加します。

A2 b. 常習飲酒

解説

γ-GTの増加は胆汁うっ滞以外に、常習飲酒、薬物による酵素誘導、脂肪肝、メタボリックシンドロームなどでみられます。ALPやAST/ALTが正常でγ-GTのみ上昇が認められる場合は、アルコールや薬物による異常が考えられます。アルコール大量飲酒でAST/ALTの上昇を伴うケースもあり、その場合はAST優位な上昇となります。γ-GTとALPが並行して上昇を認める場合は、肝胆道系疾患の可能性があります。妊娠後期にはALPは上昇しγ-GTはやや低下します。尿細管壊死では尿中に多量のγ-GTが出ます。

A3 e. アンピシリン

解説

酵素誘導の結果γ-GTの上昇を来す薬剤としては、フェノバルビタール、フェニトイン、カルバマゼピン、リファンピシン、プロゲステロン、ワーファリン、アセトヘキサミド、クロルプロパミドなどがあります。アンピシリンは薬物性肝障害を来しますが、γ-GT誘導はあまりありません。

4 ▷ γ-GT

5 〉 ChE コリンエステラーゼ

- **Minimum Requirement**

  1．ChEとはどのような酵素？

  2．ChEが低下するのはどのようなとき？

  3．ChEが増加するのはどのようなとき？

問題

Q1 ChEについて正しいものはどれか。

- a．ChEは肝細胞で合成される酵素である。
- b．有機リン中毒ではChEの合成障害を起こす。
- c．肝機能検査としては肝細胞壊死のマーカーとなる。
- d．ブチリルコリンエステラーゼは神経の刺激伝達に関係する。
- e．臨床検査ではアセチルコリンエステラーゼの機能をみている。

Q2 ChEが0（ゼロ）近くまで低下するのはどれか。2つ選べ。

- a．肝硬変
- b．低栄養
- c．有機リン中毒
- d．消耗性疾患（悪液質）
- e．遺伝性ChE欠損症（ホモ）

Q3 ChEが上昇しないのはどれか。

- a．栄養過多
- b．2型糖尿病
- c．ネフローゼ症候群
- d．甲状腺機能低下症
- e．非アルコール性脂肪肝

◟ 正解 ◞
5 〉 ChE

A1　a．ChE は肝細胞で合成される酵素である。

解説

　ChE は肝細胞で合成される酵素で，合成能が低下すると測定値は低くなります。肝機能検査としては「肝合成能をみる検査」です。ChE にはアセチルコリンエステラーゼと，ブチリルコリンエステラーゼの 2 種類が存在します。アセチルコリンエステラーゼは神経刺激伝達に関係しています。ブチリルコリンエステラーゼは臨床検査で測定する ChE で，血清，肝臓，膵臓などに存在します。有機リン中毒の場合 ChE 活性を阻害し極低値となります。

A2　c．有機リン中毒　　e．遺伝性 ChE 欠損症（ホモ）

解説

　ChE の極低値は有機リン中毒や遺伝性 ChE 欠損症（ホモ）が疑われます。ChE 中程度低下と同時にアルブミンも低下しているときは低栄養，消耗性疾患，肝硬変などが考えられます。ChE 中程度低下でアルブミン正常なら遺伝性 ChE 欠損症（ヘテロ）の可能性があります。遺伝性 ChE 欠損症では筋弛緩薬・麻酔薬投与において分解が遅くなり，麻酔後長時間無呼吸を起こす場合もあります。

A3　d．甲状腺機能低下症

解説

　ChE の上昇は肝臓での蛋白合成能亢進を示し，栄養過多，蛋白や脂質代謝の亢進を反映するため，過栄養性脂肪肝，2 型糖尿病，ネフローゼ症候群，甲状腺機能亢進症などが予測されます。

6 〉 T-Bil 総ビリルビン

問題

Q1 ビリルビンについて正しいものはどれか。

- a. ヘモグロビンに含まれるグロビンが代謝されて産生される。
- b. 脾臓にあるグルクロン酸転移酵素UGT1A1によりグルクロン酸抱合を受ける。
- c. 抱合型ビリルビンは間接ビリルビンとして測定される。
- d. 非抱合型ビリルビンは直接ビリルビンとして測定される。
- e. 非抱合型ビリルビンは尿中に排泄されない。

Q2 間接ビリルビンの上昇を来すのはどれか。2つ選べ。

- a. 肝硬変
- b. 急性肝炎
- c. 溶血性貧血
- d. 薬物性肝障害
- e. ジルベール症候群

Q3 総ビリルビン3.6mg/dL，直接ビリルビン2.6mg/dLの結果を得た。考えられるのはどれか。2つ選べ。

- a. アルコール性肝炎
- b. シャント高ビリルビン血症
- c. 大動脈弁置換術後（機械弁）
- d. デュビン・ジョンソン症候群
- e. クリグラー・ナジャー症候群

≪ 正解 ≫

6 〉 **T-Bil**

A1　e．非抱合型ビリルビンは尿中に排泄されない。

解説

　ビリルビンの多くはヘモグロビンのヘムが脾臓などで代謝されて産生されます。このビリルビンは非抱合型ビリルビン（間接ビリルビン）と呼ばれ，尿中に排泄されることはなく肝細胞に取り込まれ，グルクロン酸転移酵素UGT1A1により抱合を受けて水溶性の抱合型ビリルビン（直接ビリルビン）となり胆汁に排泄されます。高直接ビリルビン血症では尿中ビリルビン陽性となります。

A2　c．溶血性貧血　　e．ジルベール症候群

解説

　ビリルビン代謝経路のどこかで障害が生じると黄疸となります。黄疸を来す原因は，①ビリルビンの過剰産生，②肝細胞における抱合活性低下，③抱合以降の肝細胞機能障害や胆汁への排泄異常，④肝細胞から胆汁を出した後の障害など，があります。①②の異常では間接ビリルビンが上昇し，③④の異常では直接ビリルビンが上昇します。間接ビリルビンの上昇は，ビリルビンの産生亢進を来す溶血性貧血やUGT1A1の遺伝子異常による酵素活性の低下による体質性黄疸（ジルベール症候群やクリグラー・ナジャー症候群）で起こります。

A3　a．アルコール性肝炎
　　d．デュビン・ジョンソン症候群

解説

　直接ビリルビン優位の上昇を示しています。このような結果は抱合ビリルビンが肝臓から胆汁中に排泄される流れの障害で起こります。大部分は肝胆道系疾患で，体質性黄疸（先天性ビリルビン代謝異常）であるデュビン・ジョンソン症候群やローター症候群でも上昇します。大動脈弁置換術後（機械弁）には機械的溶血による間接ビリルビンが上昇します。

NOTE

7 〉 BUN, Cre, eGFR 　血中尿素窒素, 血清クレアチニン, 推定糸球体濾過量

- **Minimum Requirement**

  1. 腎機能検査としてのBUNの特徴は？
  2. 腎機能検査としてのCreの特徴は？
  3. Creが正常でBUNが異常値を示すのはどのようなとき？
  4. 慢性腎臓病(CKD)の定義は？
  5. 慢性腎臓病の重症度はどのように決める？
  6. 腎機能検査としてのシスタチンCの特徴は？

問題

Q1　BUNについて誤っているものはどれか。

- a. 肝不全で低値になる。
- b. 消化管出血で高値になる。
- c. 血中の尿素に含まれる窒素濃度である。
- d. 腎糸球体濾過能が低下すると高値になる。
- e. アミノ酸から脱アミノ反応で合成される。

Q2　Creについて誤っているものはどれか。

- a. 筋肉量に依存する。
- b. 腎糸球体で大部分が濾過される。
- c. 尿細管で再吸収されない。
- d. BUNに比べ肝機能の影響を受けにくい。
- e. 腎糸球体濾過が正常の10%になると血中Creの上昇が始まる。

Q3　BUN 45mg/dL, Cre 0.85mg/dLのとき<u>考えられない</u>のはどれか。

- a．脱水
- b．消化管出血
- c．副腎皮質ステロイド投与
- d．低蛋白食
- e．アミノ酸輸液

Q4　慢性腎臓病の定義に合致するのはどれか。すべて選べ。

- a．腎生検で確定診断されたIgA腎症患者
- b．高血圧患者で2カ月持続する尿蛋白
- c．多発性嚢胞腎がありGFR 60以上，尿蛋白陰性
- d．糖尿病患者でGFR 60以上，尿アルブミン/Cr比が10mg/gCr
- e．健康診断で初めて高血圧と尿蛋白2＋とされた場合

Q5　慢性腎臓病の重症度分類において最もリスクが高いのはどれか。

- a．高血圧患者でGFRが60，尿蛋白/Cr比が0.6g/gCr
- b．高血圧患者でGFRが48，尿蛋白/Cr比が0.3g/gCr
- c．多発性嚢胞腎患者でGFRが32，尿蛋白/Cr比が0.1g/gCr
- d．糖尿病患者でGFRが57，尿アルブミン/Cr比が350mg/gCr
- e．糖尿病患者でGFRが48，尿アルブミン/Cr比が250mg/gCr

Q6　シスタチンCについて正しいものはどれか。すべて選べ。

- a．筋肉量の影響は少ない。
- b．年齢の影響を受けない。
- c．肝細胞で特異的に産生されている。
- d．GFRが低下するとシスタチンCの血中濃度は低下する。
- e．シスタチンCを用いたeGFR（eGFR$_{CysC}$）は筋肉量が少ない患者に有用である。

◟◟ 正解 ◜◜
7 〉 BUN，Cre，eGFR

A1　e．アミノ酸から脱アミノ反応で合成される。

解説

　BUNは血中の尿素に含まれる窒素濃度です。尿素は腎から排泄されますので糸球体濾過率（GFR）が低下すると高値になります。また体内の蛋白質の代謝産物ですので高蛋白質食や消化管出血によっても高値になることもあります。尿素はアミノ酸から脱アミノ反応で産生されるNH_3が肝臓の尿素サイクルに入り合成されます。肝不全では低値になります。

A2　e．腎糸球体濾過が正常の10％になると血中Creの上昇が始まる。

解説

　Creは主に筋肉で生成される代謝産物であり筋肉量に依存します。筋肉量が少ないと低値になります。Creは腎糸球体で約98％が濾過され尿細管で再吸収されないため，GFRが低下すると高値になります。BUNに比べ肝機能や高蛋白食の影響を受けにくいことが知られています。GFRが正常の50％以下になってはじめてCreの上昇が目立ち始めることに留意しましょう。

A3　d．低蛋白食

解説

　Cre正常でBUN高値のときは腎機能低下以外の原因も考えます。BUN/Cre比をみて原因を推測することができます（Creが高くても比は変わり得ますが，この場合は腎機能低下があります）。BUN/Cre比が低い場合は妊娠，多尿，低蛋白食，重症肝不全，などが考えられます。BUN/Cre比が高い場合は，①循環血液量の減少（下痢，嘔吐，心不全，利尿薬投与など），②尿素窒素産生の亢進（高蛋白食，消化管出血，アミノ酸輸液など），③蛋白異化亢進（火傷，重症感染症，副腎皮質ステロイド投与など），が考えられます。

A4

a．腎生検で確定診断されたIgA腎症患者
c．多発性嚢胞腎がありGFR 60以上，尿蛋白陰性

解説

　慢性腎臓病(CKD)とは，「①尿や血液の検査，X線や超音波による画像診断，腎臓の組織を顕微鏡で調べる検査(病理診断)で腎臓の異常が明らかである。②腎臓の働きをみる検査のGFRが60mL/min/1.73㎡未満である。①，②のいずれか，あるいは両方が3カ月以上続く状態」と定義されています。これから外れているものはCKDとはいいません。

A5

d．糖尿病患者でGFRが57，尿アルブミン/Cr比が350mg/gCr

解説

　GFRは1分間に血液が糸球体から濾過される量のことです。日常臨床ではGFRの直接計測ではなく，年齢とCre値をもとに推算された糸球体濾過率(estimated GFR)を利用します。eGFRが低いときは腎機能が低下していると判断できます。eGFRはあくまで標準体型における腎臓の機能を表しているため，腎排泄型薬剤の投与設計には患者の体格を考慮し体表面積の補正が必要です。CKD重症度分類は蛋白尿の程度とGFRの程度で調べます。「CKD診療ガイド」のCKD重症度分類を参照すると，dが最もリスクが高いことがわかります。

A6

a．筋肉量の影響は少ない。
b．年齢の影響を受けない。
e．シスタチンCを用いたeGFR(eGFR$_{cysC}$)は筋肉量が少ない患者に有用である。

解説

　シスタチンCは細胞内外の環境変化を受けず，ほとんどの細胞で恒常的に産生され，糸球体から濾過されます。腎糸球体濾過能が低下するとシスタチンCの血中濃度は上昇します。筋肉量や性差・年齢といった腎外性因子による影響が少ないといわれています。シスタチンCを用いたeGFR(eGFR$_{cysC}$)式は，特に筋肉量が少なくCreが低値になる患者に有用です。

NOTE

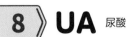 **8** **UA** 尿酸

 問題 ✐

Q1 UAとUA代謝について正しいものはどれか。2つ選べ。

- a. ヒトではプリン代謝の中間代謝産物である。
- b. UAに代謝されるプリン体の7割は食物として摂取される。
- c. プリン体は主に腎臓でキサンチンオキシダーゼにより尿酸に代謝される。
- d. 尿酸の多くは尿中に排泄される。
- e. 女性ホルモンは腎からの尿酸排泄促進作用がある。

Q2 高尿酸血症について誤っているものはどれか。

- a. 血清尿酸値が7.0mg/dLを超える状態を高尿酸血症という。
- b. 高尿酸血症になると痛風のリスクが増大する。
- c. 高尿酸血症では動脈硬化リスクが増大する。
- d. 痛風関節炎・痛風結節を認める場合は血清尿酸値8.0mg/dL以上で薬物治療の対象となる。
- e. 患者背景を問わず血清尿酸値9.0mg/dL以上の場合薬物治療の対象となる。

Q3 血清尿酸値の増加の原因として誤っているものはどれか。

- a. 脱水
- b. 妊娠
- c. 慢性腎疾患
- d. 横紋筋融解症
- e. サイアザイド内服

◢ 正解 ◣
8 〉UA

A1
d．尿酸の多くは尿中に排泄される。
e．女性ホルモンは腎からの尿酸排泄促進作用がある。

【解説】

　UAはヒトにおけるプリン代謝の最終生成物です。プリン体は約３割が食物から，残りの７割は体内のATPやDNAから供給されます。プリン体は主に肝臓で代謝され尿酸となります。尿酸は腎臓から排泄されますので腎機能低下で血中UAは増加します。血清尿酸値には性差があり女性は低値です。女性ホルモンは腎からの尿酸排泄促進作用があるからです。

A2
d．痛風関節炎・痛風結節を認める場合は血清尿酸値 8.0mg/dL 以上で薬物治療の対象となる。

【解説】

　血清尿酸値7.0mg/dL以上を高尿酸血症と呼びます。高尿酸血症になると痛風や尿路結石（尿酸結石）のリスクが増大するのみならず動脈硬化リスクも大きくなりますので治療の必要性があります。ただし，高尿酸血症のすべてが薬物治療対象とはなりません。高尿酸血症の薬物治療対象は，①血清尿酸値7.0mg/dL以上で痛風関節炎・痛風結節を認める場合，②血清尿酸値8.0mg/dL以上で何らかの動脈硬化のリスクがある場合，③血清尿酸値9.0mg/dL以上，です。

A3
b．妊娠

【解説】

　血清尿酸値上昇の原因は，尿酸生成の増加，腎排泄の低下，その混合型に大別されます。尿酸生成の増加はプリン体の摂取増加や体細胞の破壊（悪性腫瘍，横紋筋融解症など）で起こります。腎排泄の低下は慢性腎疾患，脱水，サイアザイド内服，甲状腺機能低下症で起こります。尿酸をプリン体に代謝するサルベージ経路の先天性代謝異常であるレッシュニーハン症候群でも高尿酸血症になります。妊娠中は女性ホルモンの影響で低尿酸血症になります。

9 ▷ Alb　血清アルブミン

問題

Q1 Albについて<u>誤っている</u>ものはどれか。2つ選べ。

> a. Albは肝臓で合成される。
> b. 血清総蛋白の30〜40%を占める血清蛋白である。
> c. 多くの薬物は血中でAlbと結合している。
> d. Albが低下すると浮腫を来す。
> e. A/G比は骨髄腫で高くなる。

Q2 Albが低下する原因として<u>誤っている</u>ものはどれか。

> a. 脱水
> b. 妊娠
> c. 肝硬変
> d. 甲状腺機能亢進
> e. ネフローゼ症候群

Q3 ネフローゼ症候群(成人)の診断に必須の項目はどれか。2つ選べ。

> a. 浮腫
> b. eGFRが60未満
> c. 高LDLコレステロール血症
> d. 3.5g/日以上の蛋白尿が持続
> e. 血清アルブミン値3.0g/dL以下

A1
b．血清総蛋白の30〜40％を占める血清蛋白。
e．A/G比は骨髄腫で高くなる。

解説

　Albは肝臓で合成されます。血清総蛋白質（TP）の60〜70％を占め，残りは便宜的にグロブリン（Glb）と呼ばれます（TP＝Alb＋Glb）。血中Albの働きは，①多くの物質（薬物やCaなど）と結合し血中を運搬，②血管内に水分を保持する（Alb低下で浮腫を来す），があります。A/G比は疾患発見のきっかけになります。肝硬変（Alb合成低下），ネフローゼ症候群（尿中にAlbが漏れる），骨髄腫（免疫グロブリンが増加するから）などはA/G比が低下します。

A2 a．脱水

解説

　Alb低下の原因としては，①肝臓での合成低下（肝硬変など），②体外にAlb漏出（ネフローゼ症候群など），③低栄養状態，④異化亢進（甲状腺機能亢進），などがあります。その他，妊娠中では循環血液量の増加によりAlb濃度が希釈され，重症感染症や火傷では蛋白質消費が増加し，アルブミンが低下します。脱水では血管内濃縮により高値を示します。

A3
d．3.5g/日以上の蛋白尿が持続
e．血清アルブミン値3.0g/dL以下

解説

　ネフローゼ症候群診断基準では，①蛋白尿：3.5g/日以上が持続する（随時尿において尿蛋白/尿クレアチニン比が3.5g/gCr以上の場合もこれに準ずる），②低アルブミン血症：血清アルブミン値3.0g/dL以下（血清総蛋白量6.0g/dL以下も参考になる），③浮腫，④脂質異常症（高LDLコレステロール血症）をネフローゼ症候群としています。①②は必須項目ですが，③④は必須条件ではありません。またGFR値はネフローゼ症候群の診断には関係ありません。

10 Na ナトリウム

● Minimum Requirement

1．血清Naはどのように調節されている？
2．低Na血症を3種類に分けた場合それぞれの原因は？
3．低Na血症を来す薬物にはどのようなものがある？

問題 ✏️

Q1 血清Naの調節について正しいものはどれか。2つ選べ。

a．基準値は130～140mEq/Lである。
b．血清Na濃度は血漿浸透圧を規定する。
c．血清Naは体内Na量のみに依存する。
d．血清Naが上昇すると飲水行動とADHの分泌が起こる。
e．尿中Na量は食塩の摂取量に関係なくおおむね4～8g/日である。

Q2 低Na血症について正しいものはどれか。2つ選べ。

a．血清Naが130mEq/L未満のものをいう。
b．心因性多飲により希釈性低Na血症が起こる。
c．心不全では細胞外液不足型低Na血症が起こる。
d．アジソン病では細胞外液過剰型低Na血症が起こる。
e．著明な高脂血症により見かけ上Naが低くなることがある。

Q3 低Na血症を来す薬物のうちNa喪失型低Na血症を来すものはどれか。

a．サイアザイド
b．カルバマゼピン
c．クロルプロパミド
d．バルビツール
e．トリプタノール

◁ 正解 ▷

10 〉 Na

A1
b．血清Na濃度は血漿浸透圧を規定する。
d．血清Naが上昇すると飲水行動とADHの分泌が起こる。

【解説】

　Naは血清の浸透圧を決定する主要因子です。血漿浸透圧が上昇する（血清Na上昇）と，口渇中枢刺激による飲水とADHの分泌により調節が始まり，血清Naを下げようとします。基準値は135～145mEq/Lです。この濃度は体内Na量に加え体内の水分量にも依存します。体内のNa量は摂取量と尿中排泄によりコントロールされます。尿中Naは食塩の摂取量に依存し変化します。

A2
b．心因性多飲により希釈性低Na血症が起こる。
e．著明な高脂血症により見かけ上Naが低くなることがある。

【解説】

　低Na血症はNa濃度が135mEq/L未満のもので3つのタイプがあります。①水過剰型（希釈性低Na血症）：水分が過剰（心因性多飲など）や水の排泄低下（SIADHなど）が原因です。②Na喪失型（Na喪失＞水の喪失，細胞外液不足型）：摂取Na低下やNa排泄過剰（腎性と腎外性がある）が原因です。③水過剰＞Na過剰の場合（細胞外液過剰型）：水もNaも過剰ですが水のほうがより過剰な場合です。高TG血症や高血糖では見かけ上の低Na血症を来すこともあります。

A3
a．サイアザイド

【解説】

　低Na血症のうち水過剰型によって起こる抗利尿ホルモン不適合分泌症候群（SIADH）は非浸透圧刺激によるADH分泌を起こすことにより血清Naが希釈されます。原因としては薬剤性（クロルプロパミド，オピオイド，バルビツール酸系，ビンクリスチン，クロフィブラート，カルバマゼピンなど）もあります。利尿薬投与では腎性Na喪失を来し低Na血症を来すことがあります。

11〉 K　カリウム

● **Minimum Requirement**

1．血清Kはどのように調節されている？
2．低K血症と高K血症を起こす機序とは？
3．低K血症を来す薬物にはどのようなものがある？

問題

Q1　血清Kの調節について正しいものはどれか。

a．血清Kの基準値は3.1〜4.3mEq/Lである。
b．血清K濃度は細胞内外でのKの移動と尿中への排泄により調節される。
c．アルドステロンは遠位尿細管および集合管からのKの分泌を抑制する。
d．インスリンはKを細胞外へ移動させる。
e．血液のpHが下がると血清K濃度は低下する。

Q2　高K血症について正しいものはどれか。

a．血清Kが4.4mEq/L以上のものをいう。
b．重度の下痢では脱水により高K血症が起こる。
c．アジソン病は細胞内から外へKの移動が起こる。
d．腎機能が正常ならKの摂取過剰で血清Kが上昇することはない。
e．高度の高K血症では深刻な不整脈から命の危険に陥ることもある。

Q3　低K血症を来す薬物はどれか。

a．ACE阻害薬
b．ジギタリス
c．β遮断薬
d．スピロノラクトン
e．フロセミド

◆ 正解 ◆
11〉 K

A1
b．血清K濃度は細胞内外でのKの移動と尿中への排泄により調節される。

解説

　血清Kの基準値は3.6～4.8mEq/Lで3.5以下の場合は低K血症，5.5以上の場合は高K血症といいます。血清K濃度は，心臓や筋や神経の機能の働きに大きく関係しており，細胞内外でのKの移動と尿中排泄により調節されます。またインスリン，血液pH上昇（異常細胞内へのKの移動），アルドステロン上昇（遠位尿細管および集合管からのKの分泌を促進）などで低下します。

A2
e．高度の高K血症では深刻な不整脈から命の危険に陥ることもある。

解説

　血清K値が高値を示す原因には，①Kの細胞内からの移動：アシドーシス，薬剤（ジギタリス製剤，β遮断薬など），溶血性疾患，悪性腫瘍の壊死など，②Kの腎臓からの排泄障害：急性・慢性腎不全，アジソン病，低アルドステロン症やACE阻害剤やARB等薬剤，③Kの負荷増加：Kの過剰投与，保存血輸血など，があります。腎機能が正常でもKの摂取過剰で血清Kは上昇する可能性があります。高度の高K血症では深刻な不整脈を起こすことがあります。

A3
e．フロセミド

解説

　血清K値を低下させる薬物としては，腎からのKの排泄を増加させるフロセミドなどの利尿薬，下剤，Kが細胞内へ移動させるインスリンなどの薬剤投与などがあります。甘草の過剰摂取は偽アルドステロン症による低K血症を起こします。血清K値を上昇させる薬物としては，ジギタリス製剤，β遮断薬，抗アルドステロン薬，ACE阻害薬，ARB，K製剤などがあります。

12〉CK クレアチンキナーゼ

● Minimum Requirement

1．CKとはどのような血清酵素？

2．CKのアイソザイムはどのようなものがある？

3．CKが上昇するのはどのようなとき？

問題

Q1 健康な人の血清CKの大部分はどの臓器由来か。

a．脳

b．肝臓

c．心筋

d．小腸

e．骨格筋

Q2 CKのアイソザイムについて正しいものはどれか。2つ選べ。

a．M（muscle）とB（brain）の2つのサブユニットから成る4量体である。

b．骨格筋に含まれるCKはMM分画が100％である。

c．心筋に含まれるCKはMB分画が100％である。

d．健常人の血中CKはCK-MMが70％を占める。

e．健常人の血中CKはCK-BBはほぼない。

Q3 CK 1356IU/L CK-MB 15％であった。最も考えられるのはどれか。

a．心筋梗塞

b．頭部手術後

c．筋ジストロフィー

d．甲状腺機能低下症

e．HMG-CoA還元酵素阻害薬の副作用

◈ 正解 ◈
| 12 〉 CK |

A1 　e．骨格筋

解説

　CKはクレアチンリン酸とADPから，クレアチンとATPへ変換する酵素です。クレアチンリン酸は，エネルギーを筋肉に蓄える役目をしています。CKは骨格筋・心筋・平滑筋・脳などに多く含まれています。骨格筋は大きな臓器ですので健康な人の血清CKの多くは骨格筋由来です。

A2 　b．骨格筋に含まれるCKはMM分画が100％である。
　e．健常人の血中CKはCK-BBはほぼない。

解説

　CKはM（muscle）とB（brain）の2つのサブユニットから成る2量体で，Mが2個のCK-MM，Bが2個のCK-BB，MとBからなるCK-MBの3種類があり，骨格筋（CK-MM：ほぼ100％），脳（CK-BB：100％），心筋（CK-MM：80％，CK-MB：20％）に含まれています。アイソザイム増加のパターンでどこの部位の疾患かを推測することができます。健常人の血中CKはCK-MMが97〜100％を占め，CK-BBはほぼなく，CK-MBは0〜3％程度しかありません。

A3 　a．心筋梗塞

解説

　CK値は運動や筋肉注射でも高くなります。CKが増加する疾患としては，①CK-MM分画が増加する骨格筋疾患（筋ジストロフィー，多発性筋炎など）や甲状腺機能低下症，②CK-MBが高くなる心筋梗塞や心筋炎，があります。心筋疾患の場合はCK-MBは増加し，その割合（％）が10％を超えると心筋障害の可能性が高くなります。横紋筋融解症は薬の副作用でも生じます。フィブラート系薬やHMG-CoA還元酵素阻害薬，ニューキノロン系抗菌薬，パーキンソン病治療薬，抗精神病薬が原因となります。アルコール依存も原因になりえます。

13 BNP 脳性ナトリウム利尿ペプチド

● Minimum Requirement

1. BNPとはどのようなペプチド？
2. BNPとNT-proBNPの違いは？
3. BNPの高さによる心不全の程度はどのように判断する？

問題

Q1 BNPについて誤っているものはどれか。2つ選べ。

a. 心臓や血管，体液量の恒常性維持を担う。
b. 主に心房から分泌される。
c. 心房への伸展ストレスに応じて遺伝子発現が亢進する。
d. 基準値内であれば心不全の可能性は低い。
e. 心不全の重症度に応じて血中濃度が増加する。

Q2 BNPとNT-proBNPの記載で正しいものはどれか。

a. 肥満はBNP値を上昇させる。　　b. 心房細動はBNP値を低下させる。
c. NT-proBNPは生理活性を有する。　d. NT-proBNPは腎機能低下で低下する。
e. proBNPが切断されNT-proBNPとBNPになる。

Q3 心不全の危険因子として高血圧がある場合，BNPの高さから患者状態の判断として誤っているものはどれか。

a. 17.4pg/mLなので「潜在的な心不全の可能性は極めて低い」。
b. 30pg/mLなので「直ちに治療が必要となる心不全の可能性は低い」。
c. 90pg/mLなので「軽度の心不全の可能性があるので，胸部レントゲン，心電図，心エコー検査が必要」。
d. 150pg/mLなので「心不全の状態である可能性があり，薬物治療が必要である」。
e. 300pg/mLなので「無症状であっても心不全である可能性が高いので入院のうえ薬物治療が必要」。

◆ 正解 ◆
13〉**BNP**

A1　b．主に心房から分泌される。
　　　c．心房への伸展ストレスに応じて遺伝子発現が亢進する。
[解説]

　BNPはANP(心房性ナトリウム利尿ペプチド)とともに，心臓や血管，体液量の恒常性維持に重要な役割を担います。ANPは主に心房から，BNPは主に心室から分泌されます。BNPは心室への伸展ストレスにより遺伝子発現が亢進します。BNPは心不全では重症度に応じて血中濃度が増加します。

A2　e．proBNPが切断されNT-proBNPとBNPになる。
[解説]

　BNPとNT-proBNP生成は同じBNP遺伝子に由来します。proBNPが生成された後，非活性のNT-proBNPと生理活性を有するBNPに切断されます。肥満はBNP値を低下させ，心房細動や加齢，女性，腎機能低下はBNP値を上昇させます。NT-proBNPはBNPより大きく腎機能低下の影響を受けます。

A3　e．300pg/mLなので「無症状であっても心不全である
　　　可能性が高いので入院のうえ薬物治療が必要」。
[解説]

　BNPの高さによる心不全診断の考え方は次のようになります。①18.4pg/mL以下の場合：潜在的な心不全の可能性は極めて低い，②18.4〜40pg/mLの場合：ただちに治療が必要となる心不全の可能性は低い，③40〜100pg/mLの場合：軽度の心不全の可能性がある。危険要因が多い症例などでは他の検査を行ったうえ治療方針を考える，④100〜200pg/mLの場合：治療対象となる心不全の可能性がある，⑤200pg/mL以上の場合：治療対象となる心不全の可能性が高いと考える。心不全の診断は総合して考えるので，200pg/mL以上でも無症状ならすぐに入院のうえでの治療にはなりません。

14〉 AMY アミラーゼ

● **Minimum Requirement**

1．AMYとはどのような酵素？
2．AMYが上昇するのはどのようなとき？
3．血中AMYが高いにもかかわらず尿中AMYが低いのはどのようなとき？

問題 ✏

Q1 AMYについて**誤っている**ものはどれか。

a．逸脱酵素である。
b．腎臓から排泄される。
c．S型とP型の2つのアイソザイムがある。
d．膵臓，唾液腺にのみ存在する。
e．急性膵炎ではP-AMYが上昇する。

Q2 AMYが上昇する疾患はどれか。すべて選べ。

a．腎不全
b．慢性胃炎
c．耳下腺炎
d．慢性膵炎末期
e．十二指腸潰瘍穿孔

Q3 血中AMYが高く尿中AMYが低いのはどれか。2つ選べ。

a．膵がん
b．腎不全
c．ムンプス
d．急性膵炎
e．マクロアミラーゼ血症

◆ 正解 ◆
14〉 AMY

A1 d．膵臓，唾液腺にのみ存在する。

【解説】

　AMYは多糖類を加水分解する消化酵素の一つで，主に唾液腺と膵臓に存在しますので，唾液腺や膵臓の傷害で上昇します。消化管や卵管にも存在し，これらの臓器の傷害でも上昇がみられます。AMYは，唾液腺に多いS型アミラーゼと膵臓に多いP型アミラーゼが存在します。P型が主に上昇するのは膵疾患，胆道系疾患，イレウスなど，S型が主に上昇する疾患には耳下腺炎，気管挿管した場合(外科手術後，外傷)，ショック離脱後，卵管妊娠の破裂などです。腎不全ではP型とS型とも上昇します。

A2 a．腎不全　　c．耳下腺炎
e．十二指腸潰瘍穿孔

【解説】

　AMYは逸脱酵素なので疾患の病状の程度を相関します。AMYが高値を示す疾患としては膵臓疾患(急性膵炎や慢性膵炎の急性期，膵のう胞，膵がん)や唾液腺疾患(唾石，ムンプスなどの耳下腺炎)があげられますが，その他の疾患としても膵臓以外の消化器疾患(胆嚢炎，イレウス，十二指腸潰瘍穿孔)，異所性妊娠による破裂などがあります。膵疾患でも膵機能の荒廃した慢性膵炎末期には逸脱するAMYがなく低AMY血症となります。

A3 b．腎不全　　e．マクロアミラーゼ血症

【解説】

　AMYは腎臓から排泄されるため，腎機能障害でもAMYは上昇します。このためAMYが高ければAMYを含む臓器の障害であるとは断定できません。またマクロアミラーゼ血症(免疫グロブリン結合アミラーゼ)，腎不全などでは尿への排泄が低下しているため高アミラーゼ血症となります。

15 ▶ TC, LDL-C, HDL-C　総コレステロール, HDL-コレステロール, LDL-コレステロール

● **Minimum Requirement**
1. 血中のリポ蛋白にはどのようなものがある？
2. LDL-C が上昇するのはどのようなとき？
3. non-HDL-C の意義は？

Q1　リポ蛋白について誤っているものはどれか。

a．HDL 分画はコレステロールを多く含む。
b．VLDL 分画は中性脂肪を多く含む。
c．LDL-C とは LDL 分画中蛋白量のことである。
d．LDL-C が 140mg/dL 以上になると高 LDL-C 血症という。
e．HDL-C が 40mg/dL 以下になると低 HDL-C 血症という。

Q2　LDL-C が上昇するのはどれか。すべて選べ。

a．肝硬変
b．エストロゲン投与
c．ネフローゼ症候群
d．甲状腺機能低下症
e．コレステロールを多く含む食事の直後

Q3　動脈硬化リスクが最も高いと考えられるのはどれか。

a．TC 260mg/dL, HDL-C 100mg/dL
b．TC 250mg/dL, HDL-C 85mg/dL
c．TC 240mg/dL, HDL-C 70mg/dL
d．TC 230mg/dL, HDL-C 30mg/dL
e．TC 220mg/dL, HDL-C 80mg/dL

≪ 正解 ≫
15〉 **TC，LDL-C，HDL-C**

A1　c．LDL-CとはLDL分画中蛋白量のことである。

解説

　リポ蛋白は比重の違いでカイロミクロン(CM)，超低比重リポ蛋白(VLDL)，中間比重リポ蛋白(IDL)，低比重リポ蛋白(LDL)，高比重リポ蛋白(HDL)に分けられます。コレステロール(CH)はLDL，HDLに，TGはVLDLとCMに多く含まれます。LDL-C，HDL-Cは各々の分画中のCHのことです。LDL-C140mg/dL以上を高LDL-C血症，HDL-C40mg/dL以下を低HDL-C血症といいます。

A2　c．ネフローゼ症候群　　d．甲状腺機能低下症

解説

　TCやLDL-Cは生理的に年齢とともに増加します。女性は男性よりLDL-Cが低いですが閉経すると高値になります。これはエストロゲンの低下が影響しています。1回の食事から摂取したCHはそのままTC，LDL-Cに反映しません。CHの合成が摂取される量により調整されているからです。胆汁うっ滞，甲状腺機能低下症，ネフローゼ症候群，家族性高コレステロール血症などではTC，LDL-Cは上昇し，肝硬変，甲状腺機能亢進で低値となります。

A3　d．TC 230mg/dL，HDL-C 30mg/dL

解説

　HDL-Cが低いとき(40未満)は動脈硬化の危険度が上昇します。HDL-Cの上昇は動脈硬化リスクが下がります。non-HDL-Cも脂質異常症診療に用いられ，(non-HDL-C) = (TC) − (HDL-C)で求められます。「動脈硬化性疾患予防ガイドライン2017年度版」では149mg/dL以下を正常，150〜169mg/dLを境界域non-HDL-C血症，170mg/dL以上を高non-HDL-C血症と設定されています。

16 > **TG** トリグリセライド

- ● **Minimum Requirement**
  1．TG豊富なリポ蛋白にはどのようなものがある？
  2．空腹時にTGが増えているときに増加しているリポ蛋白は何？
  3．TGが上昇しやすい病態は？

問題 ✎

Q1 リポ蛋白について<u>誤っている</u>ものはどれか。

- a．VLDLは肝臓で合成される。
- b．VLDLは血中で加水分解を受けLDLとなる。
- c．摂取した脂質は小腸細胞でカイロミクロンに合成される。
- d．カイロミクロンはリンパ管内で酵素的に加水分解を受ける。
- e．カイロミクロンとVLDLはトリグリセライドが豊富なリポ蛋白である。

Q2 空腹時採血においてTC 190mg/dL，TG 400mg/dLの場合，増加している可能性が最も高いリポ蛋白はどれか。

- a．カイロミクロン
- b．VLDL
- c．IDL
- d．LDL
- e．HDL

Q3 TGが上昇しやすい病態はどれか。すべて選べ。

- a．胆汁うっ滞
- b．2型糖尿病
- c．メタボリックシンドローム
- d．ネフローゼ症候群
- e．甲状腺機能低下症

◆ 正解 ◆
16》TG

A1 d. カイロミクロンはリンパ管内で酵素的に加水分解を受ける。

解説

　TGを豊富に含むリポ蛋白はカイロミクロン(CM)とVLDLです。食事から脂質を摂取すると小腸から吸収され，小腸上皮細胞でCMを合成します。CMはリンパ管から血管に入り，毛細血管床でリポ蛋白リパーゼ(LPL)により加水分解を受け，脂肪酸が体内に入ります。肝臓で合成されたコレステロール(CH)とTGからVLDLが作られ血中に分泌されます。VLDLのTGも血中で加水分解され，CHの割合が多いLDLとなります。

A2 b. VLDL

解説

　TGは食後上昇するので絶食後に採血が原則です。150mg/dL以上で高TG血症とされます。TC 220mg/dL以上は高コレステロール血症です。TC正常，TG増加はVLDLかCMの増加を示唆します。健常人では空腹時にはCM由来のTGはありません。VLDLから生成されたTGの値になります。CMは食後もしくはCM代謝が障害(LPL欠損など)されていると血中に出現します。高CM血症の多くはTGが1000mg/dL以上となります。

A3 b. 2型糖尿病　　c. メタボリックシンドローム

解説

　高TG血症は糖代謝異常やメタボリックシンドロームに合併します。家族性複合型高脂血症(多因子の遺伝異常によって起こり，頻度は100人に1人程度)，家族性III型高脂血症(アポE遺伝子変異による。頻度は10万人に1人程度)などの遺伝性高脂血症もあります。ネフローゼ症候群，甲状腺機能低下症，胆汁うっ滞ではTGは正常でLDL-Cの増加をみます。

17 GLU，HbA1c 血糖，グリコヘモグロビン

問題

Q1 血糖値について正しいものはどれか。すべて選べ。

a．血糖値スパイクは動脈硬化と関連がある。
b．健常人は食後 6 時間で空腹時血糖値に戻る。
c．随時血糖値が180mg/dL未満であれば正常である。
d．空腹時血糖値とは10時間以上の絶食時の血糖値をいう。
e．空腹時血糖値110mg/dLを越えると糖尿病の可能性が高い。

Q2 ヘモグロビンA1c(HbA1c)について正しいものはどれか。

a．HbA1c 6.0％未満なら正常である可能性が高い。
b．採血時の直前 2 週間程度の血糖を反映する。
c．HbA1cは血漿中のHbとグルコースが結合したものである。
d．空腹時血糖値が110mg/dL，HbA1c 6.5％の場合は糖尿病型の検査所見となる。
e．空腹時血糖値が130mg/dL，HbA1c 6.0％の場合は糖尿病型の検査所見となる。

Q3 空腹時血糖値が150mg/dL，HbA1c 8.0％の場合，糖尿病に対する食事療法を強く勧めるべき患者はどれか。 2 つ選べ。

a．BMI 23の 1 型糖尿病の患者
b．インスリン分泌の良いBMI 25の 2 型糖尿病の患者
c．糖尿病の薬物治療は受けていない腹水を有する肝硬変の患者
d．妊娠前から 2 型糖尿病であったBMI 26(妊娠前)の妊婦
e．慢性膵炎による糖尿病でインスリン投与を受けている患者

◟ 正解 ◞
17〉**GLU, HbA1c**

A1　a. 血糖値スパイクは動脈硬化と関連がある。
　　　　d. 空腹時血糖値とは10時間以上の絶食時の血糖値をいう。

解説

　GLUは健常人で空腹時には基準値(73〜109mg/dL)程度，食後も140mg/dL未満にコントロールされています。空腹時血糖値とは10時間以上の絶食時の血糖値です。正常の場合は110mg/dL未満で126mg/dL以上は糖尿病の可能性があります。随時血糖値とは食事と関係なく採血したときの血糖値で正常では140mg/dL未満です。健常人は食後2時間で空腹時血糖値に戻りますが糖尿病では200mg/dL以上となることがあります。食後に血糖値が急上昇し，その後急降下することを血糖値スパイクといい，動脈硬化と関連があることが知られています。

A2　a. HbA1c 6.0％未満なら正常である可能性が高い。

解説

　血糖値の長期的な血糖コントロールの指標としてHbA1cを用います。赤血球中のHbが血中でグルコースと結合したものです。HbA1cは直前2カ月程度の血糖を反映し，健常人のHbA1cは6.0％以下(6.2％以下を基準範囲としている施設もある)です。空腹時血糖が126mg/dL以上(もしくは随時で200mg/dL以上)かつHbA1cが6.5％以上なら糖尿病型の検査所見です。

A3　b. インスリン分泌の良いBMI 25の2型糖尿病の患者
　　　　d. 妊娠前から2型糖尿病であったBMI 26(妊娠前)の妊婦

解説

　糖尿病には4つのタイプ(①1型糖尿病，②2型糖尿病，③その他の病気によるもの，④妊娠糖尿病)があります。このうち2型糖尿病はダイエットや運動について相談に乗ってよいものです。糖尿病の方が妊娠すれば妊娠糖尿病ではなく糖尿病合併妊娠になります。「コントロール不良2型糖尿病で肥満のある妊婦」ならインスリン投与と厳重な栄養指導が必要です。

18 〉 CRP C反応性蛋白質

- **Minimum Requirement**

1．CRPはどのような蛋白？
2．急性炎症時の白血球とCRPはどのような関係？
3．赤沈（赤血球沈降速度）とCRPはどのような関係？

 問　題

 Q1 CRPについて正しいものはどれか。すべて選べ。

a．CRPは白血球で合成される。
b．炎症マーカーとして広く利用されている。
c．膠原病では慢性的に高値が続くことが多い。
d．CRPは炎症誘発後12時間後にピークに達する。
e．感染症の場合はCRP値が重症度と相関する。

Q2 細菌感染による急性炎症時の白血球とCRPについて正しいものはどれか。すべて選べ。

a．まず骨髄中の骨髄球が循環中に動員される。
b．細菌感染が起こると白血球数は数時間以内に増加する。
c．白血球は侵襲局所を攻撃し生体に発赤・腫脹・疼痛・熱感を出現させる。
d．炎症時に異物や壊死物質を貪食した白血球からサイトカインが分泌される。
e．サイトカイン刺激により肝細胞で合成される急性期蛋白質はCRPのみである。

Q3 CRPは正常，赤沈（赤血球沈降速度）が促進するのはどれか。2つ選べ。

a．肺炎
b．貧血
c．関節リウマチ
d．悪性腫瘍
e．ネフローゼ症候群

◢ 正解 ◣
18〉CRP

A1 b．炎症マーカーとして広く利用されている。
　　 c．膠原病では慢性的に高値が続くことが多い。

解説

　CRPは組織傷害時に好中球や単球から出るサイトカインにより肝細胞で合成される蛋白質です。炎症マーカーとして利用されますが悪性腫瘍時にも増加します。炎症誘発後数時間で急増し2～3日後にピークに達します。炎症が完治すれば数値は元に戻ります。膠原病や悪性腫瘍などでは慢性的に高値が続きます。CRP値は感染症の場合，必ずしも重症度を示すわけではありません。

A2 b．細菌感染が起こると白血球数は数時間以内に増加する。
　　 c．白血球は侵襲局所を攻撃し生体に発赤・腫脹・疼痛・熱感を出現させる。
　　 d．炎症時に異物や壊死物質を貪食した白血球からサイトカインが分泌される。

解説

　細菌感染や外傷等の侵襲が加わると，骨髄や血管壁に待機している白血球（桿状核球や分葉核球）が循環中に動員され，血中白血球数は数時間以内に増加します。白血球は侵襲局所を認識し，生体に発赤・腫脹・疼痛・熱感を出現させます（炎症反応）。この炎症時に異物や壊死物質を貪食した白血球からIL-6やTNF α 等のサイトカインが分泌され，肝細胞に作用することでCRPやフィブリノーゲンといった急性期蛋白質の産生が促進されます。

A3 b．貧血　　e．ネフローゼ症候群

解説

　赤沈（赤血球沈降速度）はCRP同様に炎症の指標として日常検査としてよく用いられます。赤沈は血漿中の赤血球が重力にしたがって沈降する速度を測る検査です。フィブリノーゲン，補体などの急性相反応物質や免疫グロブリンの増加を反映します。炎症があると赤沈は促進し，沈降する長さが長くなります。ただし貧血，グロブリンの増加，アルブミンの低下でも赤沈は促進します。

19〉白血球数，白血球分画

● **Minimum Requirement**
1．白血球の機能にはどのようなものがある？
2．白血球数，白血球分画の基準値は？
3．白血球数が異常となるのはどのようなとき？

問題 ✎

Q1 白血球の機能について正しいものはどれか。

a．好中球はアレルギー反応の調節機能をもつ。
b．単球は異物除去に関与する。
c．好酸球の機能には接着・遊走・貪食・殺菌がある。
d．Bリンパ球は細胞性免疫に関与する。
e．Tリンパ球は免疫グロブリン産生に関与する。

Q2 白血球数と各白血球分画のうち<u>基準範囲にない</u>のはどれか。

a．白血球数　　7800/μL
b．好中球　　　55%
c．好酸球　　　5 %
d．好塩基球　　5 %
e．リンパ球　　40%

Q3 好中球が低下する病態はどれか。

a．副腎皮質ホルモン
b．細菌感染
c．急性出血
d．再生不良性貧血
e．クッシング症候群

◢ 正解 ◤
19〉 **白血球数，白血球分画**

A1 b. 単球は異物除去に関与する。

解説

　白血球で最も多い好中球は接着・遊走・貪食・殺菌といった機能を用いて感染防御や異物の除去を行います。好酸球，好塩基球，単球なども異物除去に関与します。このうち好酸球はアレルギー反応の調節機能があります。リンパ球は免疫応答に関与します。このなかには免疫グロブリン産生に関与するBリンパ球と細胞性免疫に関与するTリンパ球があります。

A2 d. 好塩基球　5％

解説

　通常の白血球数は末梢血中に含まれる数で表現されますが，好中球やリンパ球などの分画は比率で表示されます。白血球数の基準値は3300〜8600/μL，好中球は50〜60％，好酸球は1〜5％，好塩基球は0〜2％，単球は2〜10％，リンパ球は30〜50％です。ただし白血球分画の増減を実数で判断しなければならないこともあります。この場合，便宜的に各白血球分画の基準範囲を実数で示す場合があります。特に好中球数は抗がん薬使用中の指標として頻用されます。

A3 d. 再生不良性貧血

解説

　好中球が増加するのは急性細菌感染症，強いストレス，副腎皮質ホルモン，アドレナリン，リチウムなどの薬物使用，クッシング症候群，褐色細胞腫，固形がん，喫煙によるものがあります。一方，減少する原因としては抗がん薬使用中，ウイルス感染症，再生不良性貧血などの血液疾患，自己免疫疾患があります。

20 》 赤血球数, ヘモグロビン値, 平均赤血球容積

- ● Minimum Requirement
  1. 貧血はどのような機序で起こる？
  2. 平均赤血球容積(MCV)の求め方は？
  3. MCVにより貧血はどのように分類される？

問題

Q1 赤血球について正しいものはどれか。すべて選べ。

- a. 赤血球中のヘモグロビンが酸素の運搬をする。
- b. 健常人の末梢血中での成熟赤血球寿命は約30日である。
- c. 末梢血中の赤血球数が基準値以下に低下した状態を貧血という。
- d. 古い赤血球は全身の網内系のマクロファージ系の細胞で破壊される。
- e. 赤血球の産生が何らかの原因で低下するか赤血球の破壊が増えると貧血になる。

Q2 赤血球数450万, ヘマトクリット30％, ヘモグロビン10g/dLの場合MCVは何fLであるか。

- a. 22.2
- b. 30.0
- c. 33.3
- d. 45.0
- e. 66.7

Q3 赤血球数450万, ヘマトクリット30％, ヘモグロビン10g/dLの場合に考えられるのはどれか。すべて選べ。

- a. 腎性貧血
- b. 鉄欠乏性貧血
- c. 巨赤芽球性貧血
- d. 骨髄異形成症候群
- e. 慢性炎症による二次性貧血

◁ 正解 ▷

20》 赤血球数，ヘモグロビン値，平均赤血球容積

A1
a．赤血球中のヘモグロビンが酸素の運搬をする。
d．古い赤血球は全身の網内系のマクロファージ系の細胞で破壊される。
e．赤血球の産生が何らかの原因で低下するか赤血球の破壊が増えると貧血になる。

解説

　赤血球は骨髄で産生され成熟赤血球になると末梢血中を約120日間循環します。その後，脾臓をはじめとする全身の網内系で貪食され破壊されます。赤血球の産生が低下するか，赤血球の破壊が増えると貧血になります。貧血とは「末梢血中のヘモグロビン濃度が基準値以下に低下した状態」と定義されます。

A2　e．66.7

解説

　貧血を鑑別するときに有用なのが赤血球指数です。赤血球指数とは，赤血球の大きさとそこに含まれるヘモグロビン量・濃度を，ヘモグロビン，ヘマトクリット，赤血球数を用いて計算した式です。赤血球指数のうち平均赤血球容積（MCV：Mean Corpuscular Volume）は「Ht（%）/RBC（$10^6/\mu$L）×10」で求めることができます。貧血をみかけたらまずMCVを計算し小球性（MCV 80fL未満）・正球性（MCV 80〜100）・大球性貧血（MCV 100fL以上）に分類します。

A3
b．鉄欠乏性貧血
e．慢性炎症による二次性貧血

解説

　貧血患者ではMCVによっておおよその疾患を推定できます。小球性貧血を起こす貧血には，鉄欠乏性貧血，鉄芽球性貧血，サラセミア，慢性炎症などに伴う二次性貧血があります。大球性貧血には巨赤芽球性貧血や骨髄異形成症候群が含まれます。正球性貧血を来す病気は多いですが溶血性貧血，出血性貧血，腎性貧血などの頻度が高いです。このなかで日常最もよく見かけるのが低色素性貧血の一つである鉄欠乏性貧血です。

21 〉 PLT

● **Minimum Requirement**

1．血小板による止血とはどのようなもの？

2．血小板数減少はどのような機序で起こる？

3．血小板増多によるリスクはどのように考える？

問 題 ✐

Q1　血小板について正しいものはどれか。すべて選べ。

a．骨髄中の巨核球が由来である。
b．巨核球の核から放出された顆粒である。
c．一次止血に関与する。
d．出血部位では血小板凝集をしたのち粘着する。
e．血小板数が 5 万 /μL 未満であれば重篤な出血リスクがある。

Q2　血小板数減少について誤っているものはどれか。すべて選べ。

a．再生不良性貧血は血小板産生障害により起こる。
b．播種性血管内凝固症候群（DIC）は血小板破壊または消費の亢進により起こる。
c．肝硬変では血小板の体内分布の異常により起こる。
d．抗がん薬による血小板減少は非免疫学的機序による。
e．免疫学的機序による薬剤性血小板減少は投与後 3 カ月後に発生することが多い。

Q3　他の条件がすべて同一の場合，血栓のリスクが最も高い患者はどれか。

a．血小板数100万 /μL，白血球数 2 万 /μL の本態性血小板血症の患者
b．血小板数40万 /μL，白血球数 5 万 /μL の慢性骨髄性白血病の患者
c．血小板数70万 /μL，白血球数 1 万5000/μL の真性多血症の患者
d．血小板数40万 /μL，白血球数3000/μL の抗がん薬投与中の患者
e．血小板数30万 /μL，白血球数 1 万8000/μL の腹部の術直後の患者

◢ 正解 ◣
21〉 **PLT**

A1 a．骨髄中の巨核球が由来である。
c．一次止血に関与する。

解説

　血小板は骨髄中の巨核球が由来です。巨核球は細胞質から放出された顆粒が血小板です。血小板は止血に関与します。血管が損傷するとその部位に血小板が粘着し，次に血小板が凝集します（一次止血）。一次止血の後，凝固因子の働きによる二次止血が起こります。血小板減少があると一次止血が困難となり，出血傾向を示します。血小板数が5万/μL以上あれば重篤な出血は少ないですが，血小板数が2万/μL未満になると出血リスクが増加します。

A2 e．免疫学的機序による薬剤性血小板減少は投与後3カ月後に発生することが多い。

解説

　血小板数減少の原因には，①血小板産生障害：再生不良性貧血，骨髄異形成症候群，抗がん薬の投与など，②血小板破壊または消費の亢進：免疫性（特発性）血小板減少性紫斑病，DICなど，③血小板の体内分布が異常：肝硬変など，があります。薬剤性血小板減少は非免疫性と免疫性機序によるものに大別されます。非免疫性機序での代表的薬剤は抗がん薬です。免疫性機序の場合，薬剤投与初回の場合は7日から14日後に血小板減少が起こりやすいとされています。

A3 a．血小板数100万/μL，白血球数2万/μLの本態性血小板血症の患者

解説

　血小板数の増加は，①腫瘍性：（本態性血小板血症，慢性骨髄性白血病，真性多血症），②反応性：（出血，手術，悪性腫瘍など）により起こります。血小板数が35〜60万/μLの場合は反応性であることが多く血栓リスクは低いですが，血小板数が60万/μL以上になれば腫瘍性の可能性が出てきて血栓のリスクも上昇します。血小板数が高いほど血栓リスクも上がります。

22 PT，APTT
プロトロンビン時間，活性化部分トロンボプラスチン時間

● **Minimum Requirement**

1．PTとAPTTは何を調べる検査？
2．PTの結果表示にはどのようなものがある？
3．APTTのみが延長するのはどのようなとき？

問題

Q1 PT，APTTについて正しいものはどれか。すべて選べ。

a．外因系凝固活性化機序はPTで調べる。
b．内因系凝固活性化機序はAPTTで調べる。
c．PT，APTTの単位はともに活性(%)で表示する。
d．二次止血には凝固因子という蛋白質の働きが関与する。
e．凝固因子の合成低下や消費の亢進により減少すると，PTとAPTTが短縮する。

Q2 PTの結果表示について<u>誤っているもの</u>はどれか。すべて選べ。

a．秒表示は被検血漿と正常血漿でのPT時間をそのまま表示する。
b．活性(%)表示は肝機能検査として利用するときに用いる。
c．プロトロンビン時間国際基準比(PT-INR)はPT結果を施設間格差のない数値で表すことを目的とする。
d．PT-INRはワーファリン使用時に汎用する。
e．PT-INRが高いことはPT時間が短縮していることを示す。

Q3 PTが正常でAPTTのみが延長する疾患はどれか。2つ選べ。

a．劇症肝炎
b．血友病A
c．後天性血友病
d．ビタミンKの不足
e．播種性血管内凝固症候群(DIC)

≪ 正解 ≫

22 〉 PT，APTT

A1
a．外因系凝固活性化機序はPTで調べる。
b．内因系凝固活性化機序はAPTTで調べる。
d．二次止血には凝固因子という蛋白質の働きが関与する。

解説

　健常人では一次止血の後で，凝固因子という蛋白質による二次止血が起こります。この二次止血を起こす機序には2種類あります。組織因子による凝固（外因系凝固活性化機序）と異物による凝固（内因系凝固活性化機序）です。前者をみる検査としてはPTが，後者をみる検査にはAPTTがあります。凝固因子が合成低下や消費の亢進により減少すると，PTとAPTTは延長します。

A2
e．PT-INRが高いことはPT時間が短縮していることを示す。

解説

　PTの結果表示法は3つあります。①秒表示：被検血漿と正常血漿でPT時間を測定し，そのまま表示します。②活性（%）表示：肝機能検査として利用するときに用います。③PT-INR（prothrombin time-international normalized ratio）：PT測定値を国際間や施設間格差のない数値に設定されたものです。ワーファリン使用時にはPT-INRを利用し，1.6～3.0を目安にコントロールします。

A3
b．血友病A　　c．後天性血友病

解説

　PT，APTTが延長するということは血液が凝固しにくいことを示します。これらの延長の原因は，①凝固因子の多くを合成する肝臓の機能が悪い，②凝固因子が生成に必要なビタミンKの不足，③播種性血管内凝固症候群（DIC）など凝固因子の消費亢進，④抗凝固薬の投与，などがあります。多くの場合PT，APTTは同時に変化します。APTTのみが延長する疾患は，血友病A，血友病B，後天性血友病，von Willebrand病，抗リン脂質抗体症候群です。

NOTE

23 尿一般検査（尿蛋白，尿潜血，尿糖）

- **Minimum Requirement**
  1. 尿蛋白陽性とはどのような意味がある？
  2. 尿潜血陽性になるのはどのようなとき？
  3. 尿糖陽性になるのはどのようなとき？

問　題 ✏

Q1 尿試験紙法による尿蛋白検査について正しいものはどれか。2つ選べ。

- a．アルカリ尿の場合，偽陰性になる。
- b．病院での尿検査には用いられない。
- c．学校健診では尿検査に用いられる。
- d．試験紙法による尿蛋白検査は主にアルブミンをみている。
- e．試験紙法の結果「1＋」は尿蛋白100mg/dLに相当する。

Q2 尿蛋白について正しいものはどれか。

- a．尿蛋白は健常人では出ることはない。
- b．尿蛋白陽性であれば糸球体の病気である。
- c．糸球体疾患でみられる尿蛋白の大部分はグロブリンである。
- d．ネフローゼ症候群では尿試験紙法にて尿蛋白は陰性である。
- e．激しい運動の後に蛋白尿を呈することがある。

Q3 尿潜血について正しいものはどれか。

- a．尿に赤血球が混じっている場合のみ陽性となる。
- b．測定には赤血球中のヘモグロビンに反応する試験紙を用いる。
- c．糸球体疾患由来の血尿の場合は陽性とならない。
- d．ビタミンCの大量摂取をすると尿潜血は偽陽性となる。
- e．血管外溶血を来すと陽性になる。

Q4 試験紙法の結果，尿蛋白「3＋」，尿潜血「2＋」であった。どのような病態が考えられるか。

a．急性糸球体腎炎
b．ネフローゼ症候群
c．膀胱炎
d．尿路結石
e．ヘモグロビン尿

Q5 尿糖について誤っているものはどれか。

a．健常人では血糖170mg/dL以上で尿糖が陽性となる。
b．糖尿病患者の尿糖が陰性のことがある。
c．夜間に高血糖であった場合，早朝第一尿では尿糖陽性になる。
d．早朝第二尿は早朝空腹時血糖を反映する。
e．胃切除後には空腹時に尿糖陽性となる。

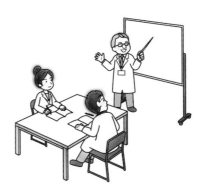

23》**尿一般検査（尿蛋白，尿潜血，尿糖）**

《 正解 》

23》 **尿一般検査（尿蛋白，尿潜血，尿糖）**

A1
c．学校健診では尿検査に用いられる。
d．試験紙法による尿蛋白検査は主にアルブミンをみている。

解説

　尿試験紙法は尿中のアルブミンに高い感度をもつ検査で，健診や日常診療で汎用されています。健常人では尿蛋白は陰性です。糸球体疾患の場合は尿蛋白が出ることがあり，その大部分はアルブミンです。このため試験紙法で尿蛋白陽性の場合は糸球体の障害が疑われます。試験紙法の結果の「1＋」は尿蛋白30mg/dL，「2＋」は100mg/dL，「3＋」は300mg/dLに相当します。アルカリ尿の場合，偽陽性になります。

A2
e．激しい運動の後に蛋白尿を呈することがある。

解説

　血中蛋白質はアルブミンとそれ以外の蛋白質（グロブリン）に分類されます。健常人ではアルブミンは糸球体濾過されませんので尿蛋白は陰性です。糸球体疾患の場合は尿蛋白が出ることがあり，その大部分はアルブミンです。糸球体疾患にはネフローゼ症候群（多量の尿蛋白を来す腎臓の病気）を来すものもありますが，蛋白尿をあまり来さない糸球体の病気（急性糸球体腎炎や腎硬化症など）もあります。激しい運動，寒さ，精神的興奮，ストレスなどによっても尿蛋白が出ることがあります（生理的蛋白尿）。

A3
b．測定には赤血球中のヘモグロビンに反応する試験紙を用いる。

解説

　正常の場合，尿潜血（－）です。測定に用いる試験紙はヘモグロビン（Hb）やミオグロビン（Mb）と反応する試薬が含まれています。陽性の場合，血尿もしくはHbやMbなどのヘム蛋白が尿に混入していることを考えます。血尿の原因には，①腎臓の糸球体障害による血尿（IgA腎症など），②糸球体よりも下の

尿路の異常(腎結石，膀胱がん，腎臓がんなど)，があります。Hb尿は血管内で溶血が起こり，尿潜血陽性となります。ビタミンCには強い還元作用があるため，ビタミンCを摂取した後に尿検査を行うと偽陰性になることがあります。

A4　b．ネフローゼ症候群

解説

　試験紙法の結果，尿蛋白「3＋」であるので尿蛋白は300mg/dL以上と考えられ，尿量が正常ならネフローゼ症候群の診断基準である1日尿蛋白3.5g/日以上が予測されます。尿潜血「2＋」は血尿の存在を示唆しますが，HbやMbなどのヘム蛋白が尿に混入している可能性もあります。糸球体疾患であっても急性糸球体腎炎では血尿はありますが尿蛋白は多くなく，ネフローゼ症候群を呈することはありません。尿路系疾患である膀胱炎，尿路結石は血尿のみが認められることがほとんどで，尿蛋白は軽度です。ヘモグロビン尿は蛋白尿ではありますが，試験紙法ではHbがほとんど感知できません。

A5　e．胃切除後には空腹時に尿糖陽性となる。

解説

　糸球体で濾過されたブドウ糖の大部分は近位尿細管で再吸収されますが，血糖が170mg/dLを超えると尿糖が陽性になります。糖尿病患者でも血糖が170mg/dL以下のときには陰性となります。高血糖はなくても近位尿細管でブドウ糖の再吸収が低い場合，尿糖は陽性になります(腎性糖尿)。早朝第一尿では夜間高血糖があると尿糖陽性となります。早朝第二尿は早朝空腹時血糖を反映します。胃切除者は，摂取した食物が急速に小腸に流入して高血糖を来し，尿糖が陽性となります(ダンピング症候群)。

NOTE

Step2

ケーススタディを通して
検査値判読能力を高めよう

1 〉 AST，ALT

CASE 1

　3年前から近所の内科クリニックで高血圧の治療のためアムロジピンを処方されている。以前から軽度肝機能障害があり，腹部超音波検査で脂肪肝があると言われていた。内科クリニックでの採血結果は3カ月間隔で2回続けてALTが100以上であった。今回は前回よりさらに肝機能が悪化したが，主治医からは「体重を減らすように。」と言われただけとのこと。2年前の人間ドックにてB型肝炎，C型肝炎のウイルスは陰性だった。

患者背景

54歳男性　身長168cm　体重80kg　来局時血圧142/97mmHg

病歴：高血圧症（45歳），脂質異常症（54歳）にて内科に通院。

喫煙歴：なし　　飲酒歴：ビール350mL/週　　サプリメント等の摂取：なし

患者から：営業職のため生活が不規則で夕食を深夜にとることが多いです。炭水化物の多い麺類が好物で昼食，夕方の間食にも食べます。体重は1年間で5kg増えました。

処方内容

Rp.1）アムロジピン錠（アムロジピンベシル酸塩）5mg　　1回1錠（1日1錠）
　　　　1日1回　朝食後　　　　　　　　　　　　　　56日分

※お薬手帳から約2年間処方内容は変わっていない。

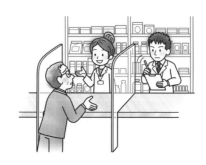

臨床検査値

項目	単位	結果	項目	単位	結果	項目	単位	結果
WBC	/μL	6400	LDH	U/L	220	Alb	g/dL	4.7
RBC	×10⁴/μL	496	ALP	U/L	101	TC	mg/dL	194
Hb	g/dL	15.3	γ-GT	U/L	108	LDL-C	mg/dL	138
Ht	%	46.4	T-Bil	mg/dL	0.7	HDL-C	mg/dL	38
PLT	×10⁴/μL	23.4	BUN	mg/dL	14	TG	mg/dL	346
PT	%	94	Cre	mg/dL	0.91	GLU	mg/dL	116
AST	U/L	91	eGFR	mL/min/1.73㎡	68.5	HbA1c	%	6.1
ALT	U/L	142	UA	mg/dL	6.9	CRP	mg/dL	0.29

尿蛋白(−)　尿潜血(−)　尿糖(−)
1年前の健診では AST 34, ALT 55

問 題

Q1 検査データから読み取れる内容として正しいものはどれか。

a．高尿酸血症である
b．高中性脂肪血症である
c．明らかな胆汁うっ滞である
d．eGFR値から慢性腎臓病である
e．血糖値とHbA1cから糖尿病である

Q2 この時点で勧めることで患者の肝機能改善にあまり<u>有効性が低い</u>生活習慣はどれか。

a．不規則な生活の改善
b．完全な禁酒
c．ジムでの筋トレ
d．毎日30分のウォーキング
e．麺類の摂食を減らす

Q3 この肝機能障害の持続で懸念されることはどれか。2つ選べ。

a．肝硬変
b．胆管結石
c．膵炎
d．肝細胞がん
e．胆管細胞がん

1 〉AST，ALT

◆ 正解 ◆

1 〉 AST，ALT

> **A1**　b．高中性脂肪血症である
> **A2**　b．完全な禁酒
> **A3**　a．肝硬変　　d．肝細胞がん

解説

①検査値のプロブレムを整理する

#1 AST，ALT高値

#2 γ-GT高値

#3 TG高値，HDL低値

#4 血糖値軽度上昇（HbA1cは基準値上限）

②プロブレムの意味を読み取る

#1 AST，ALT上昇を認めますので，まずAST/ALT比を利用します。本症例ではAST/ALT比は約0.8と算出できます。AST/ALT＜1ですので，このトランスフェラーゼ上昇は肝臓に原因（肝細胞障害）があることに絞ることができます。慢性肝炎，非アルコール性脂肪肝（NAFLD），薬物性肝障害などが原因と考えられます。

#2 γ-GTは胆道疾患や慢性肝炎，アルコール，薬剤により誘導され上昇します。患者背景からウイルス性肝疾患の既往はなく，飲酒少量のため慢性肝炎やアルコールによる可能性は否定的です。ビリルビン，ALPが正常ですので胆汁うっ滞はあっても強くないでしょう。

#3 **#4** VLDLの異化の異常を含めた中性脂肪の代謝障害，耐糖能異常が考えられます。高血圧，体重から（腹囲はわかりませんが）メタボリックシンドロームの存在が考えられます。血糖値はこれが空腹時なら軽度上昇です。空腹時の血糖が126mg/dL以上でHbA1cが6.5%以上なら糖尿病型の検査異常です。本症例は血糖値，HbA1cとも軽度上昇ですので糖尿病型には至っていません。

　　　　　　　　　　　　　　　　　　　　　1 〉 AST，ALT

③病態を読み込む

●脂質代謝異常の存在，血糖値，HbA1c値に加え体格，高血圧の合併からメタボリックシンドロームがこの患者の背景にあることは間違いなさそうです。

●AST，ALTの異常は，ALT優位のトランスフェラーゼ上昇です。この所見に合致する慢性肝炎，脂肪肝，薬物性肝障害などのなかでは，過去に脂肪肝を指摘されていることから非アルコール性脂肪肝が考えられます。ウイルス性慢性肝炎に関しては2年前の人間ドックにてB型肝炎，C型肝炎のウイルスは陰性だったとのことですので可能性は低いでしょう。成人が新たにこれらの肝炎ウイルスに感染するのは，かなりリスクの高い性交渉がないとありません。薬物性肝障害は3カ月以内程度の新たな薬物開始があれば疑わしいですが，本症例ではこの点も患者に聴取してよいでしょう。ALTは100以上となっていますので，非アルコール性脂肪性肝炎（NASH）になっている可能性は否定できません。

●γ-GTPの上昇は胆汁うっ滞，アルコール性以外でメタボリックシンドロームでも見られることは多く，この上昇の原因に矛盾しません。

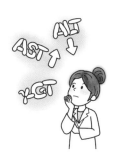

④薬剤師の考察

　この患者は脂肪肝の悪化，NASHの可能性が考えられます。

　NASHにはSGLT2阻害薬が効果ありとの報告はありますが，この患者は糖尿病に至っていません。服薬指導はできませんので，まず健康相談として健康的な体重減少についてお話してもよいかもしれません。

▶NASHは放置することで肝硬変や肝細胞がんを発症することが知られており，何らかの治療が必要です。体重減少は最も重要な治療です。

▶カロリー制限を守った栄養バランスのとれた規則的な食事が基本です。この方の標準体重は63kg程度ですので，体重コントロールのためには30kcal/kgに抑えたいところです。また炭水化物は脂肪肝増悪に大きく寄与しますので，管理栄養士の指導の下に炭水化物制限も効果がありそうです。

▶運動療法は効果がありそうです。年齢を考慮しても，強い筋肉トレーニングより軽度の有酸素運動であるウォーキングをまずおすすめしてもよいでしょう。

Follow up ▶

　AST，ALTの経時的変化は，急性肝炎の場合は日の単位で改善しますが慢性肝炎や脂肪肝（特にNAFLD）などの場合は月単位で変化します。NAFLDの場合は食事療法，運動療法により体重減少が起こると，病態の根幹である内臓脂肪の減少が起こり，肝臓ではまずALTが大きく低下し，ASTは少し遅れてゆっくり低下します。TG，HDL，血糖値もALT，ASTに平行して改善してきます。γ-GTはASTよりさらにゆっくり低下します。生活習慣の改善によりAST，ALTが基準値内まで低下するとNASHの進行を抑えることが期待できます。

1 ▶ AST，ALT

✑ 疾患の知識　非アルコール性脂肪性肝疾患(NAFLD) •-----
　　　　　　　　　非アルコール性脂肪性肝炎(NASH)

　NAFLDはメタボリックシンドロームの肝病変であり，アルコール性肝障害など他の肝疾患を除外した脂肪肝に起因する疾患と考えられています。非アルコール性の定義における「飲酒習慣がない」とは，男性で１日アルコール換算30g以下，女性で20g以下の場合をいい，まったくの非飲酒とは異なります。カロリーの過剰による脂肪沈着により起こり，さらに内臓肥満や糖尿病によるインスリン抵抗性が加わると，蓄積された脂肪がVLDLとして肝臓外へ分泌しにくくなります。このため，過剰の脂肪が肝細胞内に蓄積されたままとなり，脂肪肝(NAFLD)が起こります。NAFLDでは脂質毒性や酸化ストレスのため炎症が起こりやすくなり，そこに腸管由来のエンドトキシンが肝障害を起こし，病態を悪化させてNASHとなると考えられています。肝臓での炎症は，肝細胞膨化や肝星細胞の活性化を引き起こし，肝線維化が徐々に進行していきます。わが国4人に１人がNAFLD，そのうち約２割がNASHであると推定されています。NAFLD/NASH由来の肝硬変や肝臓がんが増加しています。

　NAFLD/NASHの診断は，アルコール摂取が少ないメタボリックシンドロームを背景にもつ患者に対して肝生検を行うことによりなされますが，全例に肝生検を行うことは不可能で，腹部超音波検査で脂肪肝の診断がなされることが一般的です。ALT優位のトランスフェラーゼ上昇はNAFLDを示唆する所見です。ALTが100IU/L以上ではNASHの可能性も高く，線維化が進行するとAST優位トランスフェラーゼ上昇や血小板の低下がみられるようになります。NASHでは肝臓の線維化がみられ，線維化を年齢，AST，ALT，血小板数から計算するFib4-index［計算式：(年齢×AST)/(血小板数×$ALT^{1/2}$)］が汎用されています。

2 LDH

CASE 2

　5年前から近所の内科クリニックで脂質異常症の治療のためロスバスタチンを処方されている。クリニックで定期的に血液検査を受けているが，今まで特に異常は認められていなかった。3カ月前より採血結果でLDHの軽度上昇が認められ，今回は前回よりさらにLDHの上昇を認めた。主治医からは「追加の血液検査をしましょう。」と言われ，後日結果を聞きに行く予定となった。

患者背景

58歳女性　身長157cm　体重45kg　来局時血圧116/76mmHg

病歴：脂質異常症(53歳)にて内科に通院。

喫煙歴：なし　　飲酒歴：なし　　職業：主婦

患者から：5年前の特定健診でコレステロールの増加を指摘されてからクリニックに通院しています。ここ6カ月で体重が減少してきていて，体の痒みもあり心配です。

処方内容

Rp.1）ロスバスタチン錠(ロバスタチンカルシウム)2.5mg　　1回1錠(1日1錠)
　　　　1日1回　夕食後　　　　　　　　　　　　　　　　28日分

※お薬手帳から約5年間処方内容は変わっていない。

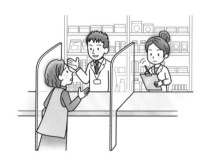

臨床検査値

項目	単位	結果	項目	単位	結果	項目	単位	結果
WBC	/μL	5600	AST	U/L	39	TP	g/dL	6.1
Neut	%	74.5	ALT	U/L	13	Alb	g/dL	3.5
LYMP	%	16	LDH	U/L	420	TC	mg/dL	120
MONO	%	4	ALP	U/L	70	LDL-C	mg/dL	60
EOS	%	3	γ-GT	U/L	25	HDL-C	mg/dL	48
BASO	%	0.5	ChE	U/L	190	TG	mg/dL	50
RBC	×10⁴/μL	431	T-Bil	mg/dL	0.6	GLU	mg/dL	82
Hb	g/dL	10.2	BUN	mg/dL	10	HbA1c	%	5.1
Ht	%	33.6	CK	U/L	56	CRP	mg/dL	3.02
PLT	×10⁴/μL	33	Cre	mg/dL	0.52			

尿蛋白（－）　尿潜血（－）　尿糖（－）

 問題

Q1 検査データから読み取れる内容として正しいものはどれか。
2つ選べ。

a．貧血を認める　　　　　　　　b．低アルブミン血症である
c．リンパ球数増加を認める　　　d．CRPは基準値範囲内である
e．LDLコレステロールは高値である

Q2 この時点で尋ねるべき質問を2つ選べ。

a．服薬状況　　　　　　　　　　b．食事摂取状況
c．肝疾患の有無　　　　　　　　d．激しい運動の有無
e．家族の糖尿病の有無

Q3 LDHが増加する疾患を2つ選べ。

a．神経症　　　　　　　　　　　b．心筋梗塞
c．圧迫骨折　　　　　　　　　　d．溶血性貧血
e．気管支喘息

2 ▶ LDH

◁ 正解 ▷

2 〉 LDH

A1 a. 貧血を認める　　b. 低アルブミン血症である
A2 a. 服薬状況　　b. 食事摂取状況
A3 b. 心筋梗塞　　d. 溶血性貧血

解説

①検査値のプロブレムを整理する

#1 リンパ球割合低値, 好中球割合高値
#2 Hb, Ht低値
#3 LDH高値
#4 TP, Alb, ChE, TC, LDL低値
#5 CRP高値

②プロブレムの意味を読み取る

#1 白血球分画では白血球を5つに分類し, 各種の血球の割合を測定します。本症例では好中球割合の増加とリンパ球の割合の低下を認めます。好中球が増加する疾患としては細菌感染症があり, リンパ球数低下はウイルス感染の初期や悪性リンパ腫, SLEなどでみられます。

#2 女性でHb 12g/dL未満の場合, 貧血といいます。貧血がある場合は, MCV（平均赤血球容積）を計算し貧血を分類します。本症例のMCVは, MCV＝Ht［%］×10/RBC［100万/μL］＝33.6×10/4.31＝78.0fLとなり, 小球性（80fL未満）の貧血です。鉄欠乏性貧血や慢性疾患（感染症, 炎症, 悪性腫瘍など）に伴う貧血などが考えられます。

#3 LDHはすべての臓器に存在する酵素です。LDHの上昇を認めた場合は, どこかの臓器に大きな問題があることを考えます。他の酵素の異常との組み合わせで考えるとLDH上昇の原因をつかむ手がかりとなります。ALTの上昇や肝臓のCKの上昇を伴えば, 筋肉の傷害の可能性があります。本症例ではALTやCKの異常もなく, 肝疾患や筋疾患は否定的です。LDHが単独で

上昇を認める場合，悪性疾患の存在も考える必要があります。

#4 アルブミン，コリンエステラーゼ，およびコレステロールは肝臓で合成されますが，これらの検査項目が低下する原因として肝不全，低栄養，炎症や腫瘍などの消耗性疾患の存在が考えられます。

#5 CRPは，炎症性疾患において発生するサイトカインの刺激によって肝臓で産生される反応性蛋白です。感染症や膠原病だけでなく，悪性腫瘍でも細胞の崩壊壊死に伴ってCRPの上昇を認めることがあります。

③病態を読み込む

●本症例では，好中球の上昇とリンパ球の低下を認めます。白血球数の増加を認めません。急性細菌感染症の場合，白血球の増加を示すことが多いです。リンパ球が低下する疾患として悪性リンパ腫やSLEなどがありますが，この所見だけでは病態を絞り込むことは困難です。

●小球性貧血から，①鉄欠乏性貧血（消化器疾患からの持続的な出血などによる）や②炎症性疾患，腫瘍性疾患などによる二次性貧血も考える必要があります。

●TPおよびコレステロールの低下を認める原因として，ALTや血小板減少がないことより肝硬変などの肝疾患は否定的で，低栄養や消耗性疾患の可能性が考えられます。

●他の血清酵素に異常がなく単独でLDHが上昇していることから，悪性疾患の存在を念頭において消化管がん，膵がんや悪性リンパ腫などの可能性が考えられます。

●CRPの上昇は，WBCが正常で細菌感染症は否定的でLDHの上昇などを考えると，悪性疾患の腫瘍壊死に伴うものと推察されます。

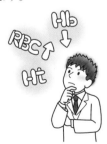

④薬剤師の考察

　この患者は悪性疾患の可能性もあります。詳しい血液検査の結果説明待ちではありますが，健康相談としてお答えできる範囲でサポートしてあげてください。

▶LDHは赤血球を含めたすべての細胞や臓器に存在しますので，心疾患，血液疾患，悪性疾患，肝疾患など種々の疾患で上昇します。薬物性肝障害や薬剤性溶血性貧血など薬剤の副作用でも上昇しますので，どこかの細胞や臓器が障害を受けている可能性が考えられます。

▶LDHが上昇した場合，悪性疾患が存在する可能性もありますので，病院で詳しく調べてもらうように説明してください。

Follow up ▶

　LDHの上昇は，身体にあるいずれの細胞の傷害でも起こります。一度だけの上昇の場合は採血時のトラブルにより機械的溶血が起こったのかもしれません。LDHの上昇は悪性疾患でもみられることがあります。特に血液系の腫瘍である白血病，悪性リンパ腫や膵がんで腫瘍量に依存して高くなります。抗がん薬や手術などの治療によって腫瘍量が低下すると平行してLDHの値も低下します。このため，治療の効果や再発の指標にもなりますので治療経過の観察に役立ててください。

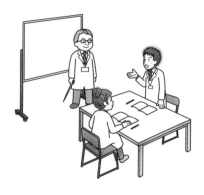

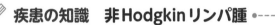

🖉 疾患の知識　非Hodgkinリンパ腫

　悪性リンパ腫はLDHの上昇をみやすい腫瘍の1つです。リンパ球に由来する悪性腫瘍でHodgkinリンパ腫，それ以外の非Hodgkinリンパ腫に分類されます。非Hodgkinリンパ腫には多数の病型があり，由来のリンパ球により，①B細胞由来，と②T細胞由来もしくはNK細胞由来，の病型に分けられます。多くの非Hodgkinリンパ腫はB細胞由来です。非Hodgkinリンパ腫の病変はリンパ節，扁桃，脾臓，胸腺などのリンパ組織に加え，それ以外の臓器（節外臓器と呼びます）にあります。非Hodgkinリンパ腫の病型により病変を生じる臓器に特徴がありますが，腫大リンパ節による周囲臓器の圧迫やリンパ腫の臓器浸潤により症状を来します。わが国では悪性リンパ腫は年間で約3万人罹患すると推定されています。そのうち非Hodgkinリンパ腫は約95％を占めます。非Hodgkinリンパ腫のうち，びまん性大細胞型B細胞リンパ腫（DLBCL）が最も多く（約30％），次に濾胞性リンパ腫（FL）や節外性辺縁帯リンパ腫・粘膜関連リンパ組織型（MALTリンパ腫）などが続きます。表在リンパ節腫大に加え，発熱，体重減少，夜間盗汗（大量の夜間盗汗）などの全身症状がみられます。最も多いびまん性大細胞型B細胞リンパ腫ではR-CHOP（抗CD20抗体薬リツキシマブ，シクロホスファミド，ドキソルビシン，ビンクリスチン，プレドニゾロン）療法が標準的治療とされています。血液検査としては血清LDHや可溶性IL2受容体の上昇がみられることが多く，これを治療効果判定マーカーにしてフォローアップすることもあります。

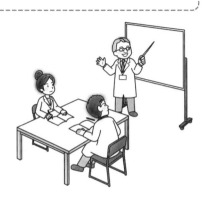

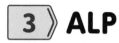
3 〉 ALP

CASE 3

　6年前から高血圧の治療で近所の内科クリニックに通院しており，当薬局はかかりつけになっている。2カ月前の会社の健康診断で肝機能障害（ALPのみの上昇）があったため，先週内科クリニックで再検査を受けた。本日結果を聞いたがALPは変わらず高値だったので主治医からは「追加で血液検査をしますから，5日後にまた受診してください。牛乳やサプリメントを飲み過ぎないように。」と言われたとのこと。

| 患者背景

48歳女性　身長158cm　体重49kg　来局時血圧135/83mmHg

病歴：子宮筋腫（37歳）にて婦人科に通院，高血圧症（42歳）にて内科に通院。

喫煙歴：なし　　飲酒歴：なし　　サプリメント等の摂取：総合ビタミン剤

患者から：血圧が高い以外は何も症状はありません。特に暴飲暴食もしていないです。特殊な検査だから血液を別のところに送るので時間がかかるらしいです。

| 処方内容

Rp. 1) ロサルタンカリウム錠50mg　　　　　　　　1回1錠（1日1錠）

　　　　1日1回　朝食後　　　　　　　　　　　　56日分

Rp. 2) ヒドロクロロチアジド錠12.5mg　　　　　　1回2錠（1日2錠）

　　　　アムロジピンベシル酸塩錠5mg　　　　　　1回1錠（1日1錠）

　　　　1日1回　朝食後　　　　　　　　　　　　28日分

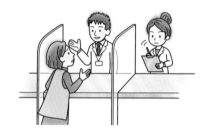

臨床検査値

項目	単位	結果	項目	単位	結果	項目	単位	結果
WBC	/μL	6200	ALT	U/L	12	Na	mEq/L	140
Neut	%	56	LDH	U/L	210	K	mEq/L	4.1
LYMP	%	35	ALP	U/L	191	Ca	mEq/L	10.8
MONO	%	8	γ-GT	U/L	35	TC	mg/dL	198
EOS	%	0.7	ChE	U/L	430	LDL-C	mg/dL	120
BASO	%	0.3	T-Bil	mg/dL	0.8	HDL-C	mg/dL	59
Hb	g/dL	12.5	BUN	mg/dL	15	TG	mg/dL	98
PLT	×10⁴/μL	21.5	Cre	mg/dL	0.93	GLU	mg/dL	104
PT	%	98	TP	g/dL	6.8	HbA1c	%	5.6
AST	U/L	19	Alb	g/dL	3.9	CRP	mg/dL	0.02

尿蛋白(−)　尿潜血(−)　尿糖(−)

問 題

Q1 検査データから読み取れる内容として正しいものはどれか。
2つ選べ。

a．胆汁うっ滞がある　　　b．高Ca血症である　　　　　c．貧血がある
d．耐糖能異常がある　　　e．腎機能障害がある

Q2 薬剤師の対応として誤っているものはどれか。2つ選べ。

a．飲水を増やすよう指導　　　　　b．サプリメントの中止を患者に提案
c．ウルソデオキシコール酸の開始を医師に提案
d．ロサルタンカリウム錠の変更を医師に提案
e．ヒドロクロロチアジド錠の変更を医師に提案

Q3 主治医が行った追加の血液検査項目として妥当と考えられるものは
どれか。

a．TSH　　　　　　　　b．プロカルシトニン　　　c．アミラーゼ
d．intact-PTH　　　　　e．プロインスリン

◈ 正解 ◈

3 〉 ALP

> **A1**　b．高 Ca 血症である　　e．腎機能障害がある
> **A2**　c．ウルソデオキシコール酸の開始を医師に提案
> 　　　　d．ロサルタンカリウム錠の変更を提案
> **A3**　d．intact-PTH

解説

①検査値のプロブレムを整理する

#1 ALP 高値
#2 血清 Ca 値高値
#3 （軽度）腎機能障害

②プロブレムの意味を読み取る

#1 ALP は肝臓，骨，小腸や胎盤に多く含まれているため，これらの臓器が原因で高値を示し得ます。肝臓では胆汁うっ滞（薬物性肝障害など）で上昇します。また肝臓の腫瘍（肝細胞がん等）ができても上昇します。骨芽細胞は ALP を分泌するため骨折や骨肉腫，悪性腫瘍の骨転移などでも上昇します。小腸由来の ALP は血液型が O 型や B 型の方では高脂肪食で上昇します。妊娠後期には胎盤由来の ALP 上昇もみられます。

#2 血清 Ca 値の評価について，Alb が4.0g/dL 以下の場合は補正する必要があります。本症例は Alb が3.9g/dL ですので，補正式で計算すると補正値は10.9mg/dL となり高 Ca 血症です。高 Ca 血症の原因としては副甲状腺機能亢進症，ビタミン D 中毒，悪性腫瘍の骨転移などがあげられます。

#3 eGFR を計算すると eGFR $= 51.1\,(\mathrm{mL/min/1.73m^2})$ となります。尿蛋白は陰性ですので CKD とすると G3a と判断できます。

③病態を読み込む

●ALPの異常の原因を解析する手段の一つにアイソザイムの測定があります。骨由来の痛みなどがないことから明らかな骨疾患の可能性は低いかもしれません。さらに，T-BilやAST/ALTが正常範囲であることから，胆道疾患や薬物性肝障害の可能性も低いといえるでしょう。高脂肪食の摂取は患者へのヒアリングで除外が可能です。妊娠については年齢等を考慮して原因の可能性に入れるとよいでしょう。

●本症例はサプリメントと服薬がありますので確認が必要です。総合ビタミン剤にはビタミンDが含まれているものもあります。降圧薬のヒドロクロロチアジドは副作用に高Ca血症があります。ヒドロクロロチアジドなどサイアザイド系利尿薬には尿細管でのCaの再吸収促進作用があるからとされています。ただし，これらは単純に血清Ca濃度を上昇させるだけですので，ALPを上昇させている原因は他にあると考えるべきです。

●血清Ca値は血清P（本症例では測定していませんが）とセットでみると原因がわかることがあります。血清Ca値高値で血清P低値なら原発性副甲状腺機能亢進症が疑われます。副甲状腺機能亢進症は副甲状腺の腺腫からの過剰なPTH分泌により発症する疾患です。血中のALP上昇，Ca上昇を来します。本症例は副甲状腺機能亢進症である可能性が十分に考えられます。副甲状腺機能亢進症の鑑別ではintact-PTHの測定が有用とされています。

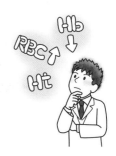

④薬剤師の考察

　本症例のALP高値の原因は，前述の考察で除外しきれない悪性腫瘍の骨転移や副甲状腺機能亢進症の可能性があります。これ以降は追加の血液検査に加えて超音波検査や骨シンチグラフィー，CT検査などの画像検索を行うことでさらに鑑別していきます。

　薬剤師としてALP高値の原因に対するアドバイスは困難と思われますが，合併している高Ca血症についてはアドバイス可能です。

▶総合ビタミン剤はビタミンDを含有していることが多いので成分を確認しましょう。本症例のような場合にはサプリメントの摂取を中止させるほうが無難です。

▶サイアザイド系利尿薬を内服していると高Ca血症をさらに増悪させる可能性があるので，作用機序の異なる降圧薬へ変更するほうが無難です。

▶高Ca血症の治療には利尿も効果的ですので，簡単にできることとして飲水の励行があります。積極的に水分摂取を行うことでCaの排泄促進が期待できます。本症例は自覚症状もなくCa上昇も軽度ですが提案してもよいでしょう。

Follow up

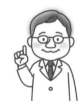

　腹部超音波検査などにより肝胆道系に異常がなく，かつALPアイソザイムでALP3の上昇があれば骨芽細胞増殖に関連したALPの上昇と考えます。本症例は血清Ca上昇もありますので「副甲状腺機能亢進」や「悪性腫瘍による高Ca血症」の可能性があります。さらに血清Pが低値であれば，まず原発性副甲状腺機能亢進症の可能性が高く，腫大した副甲状腺の切除によりALPは正常化します。また，悪性腫瘍の骨転移などの場合は，放射線治療で効果がある場合もあります。本症例においてもALPとCa上昇の原因検索がされた後，病変に対する治療がなされればALPの改善は期待できます。

🖋 疾患の知識　原発性副甲状腺機能亢進症 •-----

　原発性副甲状腺機能亢進症は，副甲状腺にできた良性の腺腫やがんなどの腫瘍や過形成が原因で副甲状腺ホルモン（PTH）が副甲状腺から過剰に分泌する疾患です。PTHは，①骨の破骨細胞に働き骨吸収を亢進する，②尿細管に働きCaの再吸収を亢進する，③ビタミンDの活性化に関わる，などの作用により血清Ca濃度を必要以上に高くするために，さまざまな症状を引き起こす病気です。PTHの増加は，(1)骨病変（骨がもろくなる），(2)尿路結石（腎結石），に加え，(3)高Ca血症による症状（頭痛，のどが乾く，胸焼け，吐き気，食欲低下，便秘などの消化器症状，精神的にイライラする，疲れやすい，筋力低下など）などの症状もありますが，典型的な症状はなく，たまたま高Ca血症が偶然発見される機会も多くなりました。原発性副甲状腺機能亢進症はALPも上昇することが多く，これは骨吸収が起こり骨が痩せ細ったために，ALP3を産生する骨芽細胞が頑張って骨形成をしようとしているからです。血清Ca高値，P低値となるのは原発性副甲状腺機能亢進症だけの特徴です。本疾患は約5,000人に1人の割合で発見される病気で，稀なものではありません。副甲状腺腫大部位がわかれば経皮的エタノール注入療法（PEIT），副甲状腺病変の摘出が行われます。副甲状腺機能亢進症は，腎不全など副甲状腺以外の原因で起こることがあり二次性副甲状腺機能亢進症と呼びます。

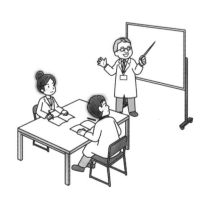

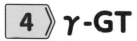
4 ⟩ γ-GT

CASE 4

　2年前からてんかんの治療で大学病院の脳神経外科に通院している。てんかん発作の頻度が増加してきたため，本日治療強化のために入院となった。1年前の入院時の血液検査でB型肝炎，C型肝炎，HIVのウイルスは陰性で1カ月前の外来の血液検査ではAST，ALTは基準範囲だったがγ-GTは300U/Lを超えていた。

患者背景

31歳男性　身長176cm　体重70kg　入院時血圧104/69mmHg

病歴：外傷性脳損傷（28歳），てんかん（29歳）にて脳神経外科に通院。

喫煙歴：なし　　飲酒歴：ビール500mL/週　　サプリメント等の摂取：なし

患者から：最近は少し調子が悪いです。自分は意識を失っていたようで自覚がなかったのですが，家族によると昨日も手足の痙攣が3分ぐらい続いていたらしいです。

処方内容

Rp.1）イーケプラ錠（レベチラセタム）500mg　　　1回2錠（1日4錠）
　　　　1日2回　朝・夕食後　　　　　　　　　　　28日分

Rp.2）アレビアチン錠（フェニトイン）100mg　　　1回1錠（1日3錠）
　　　　1日3回　朝・昼・夕食後　　　　　　　　　28日分

※イーケプラは2カ月前の外来診察時に追加，アレビアチンは1年6カ月内服継続中。

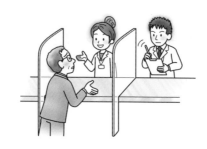

臨床検査値（入院時）

項目	単位	結果	項目	単位	結果	項目	単位	結果
WBC	/μL	6500	ALT	U/L	34	Alb	g/dL	4.1
Neut	%	57.2	LDH	U/L	345	TC	mg/dL	188
LYMP	%	32	ALP	U/L	65	LDL-C	mg/dL	123
MONO	%	8.2	γ-GT	U/L	460	HDL-C	mg/dL	43
EOS	%	2.1	ChE	U/L	331	TG	mg/dL	110
BASO	%	0.5	T-Bil	mg/dL	0.9	GLU	mg/dL	88
Hb	g/dL	14.1	CK	U/L	835	HbA1c	%	5.2
PLT	×10^4/μL	22.5	BUN	mg/dL	12	CRP	mg/dL	0.03
PT	%	92	Cre	mg/dL	0.71			
AST	U/L	79	TP	g/dL	7.1			

尿蛋白（－）　尿潜血（－）　尿糖（－）

問題

Q1 検査データから読み取れる内容として正しいものはどれか。

a．横紋筋融解症が疑われる　　　　　b．肝細胞障害の可能性が高い
c．胆汁うっ滞の可能性が高い　　　　d．中等度腎機能障害がみられる
e．CK高値は痙攣の影響が考えられる

Q2 薬剤師のとるべき行動として妥当なものはどれか。

a．断酒を指導する　　　　　　　　　b．食後の安静を指導する
c．自己血糖測定開始を医師に提案する
d．グリチルリチン投与を医師に提案する
e．フェニトインの治療薬物モニタリング（TDM）を医師に提案する

Q3 γ-GT上昇の原因として最も可能性が高いものはどれか。

a．胆嚢炎　　　　　　　b．急性膵炎　　　　　　c．横紋筋融解症
d．薬剤による誘導　　　e．飲酒による上昇

≪ 正解 ≫

4 γ-GT

A1	e．CK 高値は痙攣の影響が考えられる
A2	e．フェニトインの TDM を医師に提案する
A3	d．薬剤による誘導

解 説

①検査値のプロブレムを整理する

#1 AST，ALT高値
#2 LDH高値
#3 γ-GT高値
#4 CK高値

②プロブレムの意味を読み取る

#1 まず血清AST/ALT比をみます。本症例ではAST/ALT比は約2.2で AST/ALT＞1なので肝疾患としては線維化の進行している慢性肝炎，肝硬変，肝がん，アルコール性肝疾患などが考えられます。肝細胞障害以外にも原因があるかもしれません。AST，ALTは肝臓以外では心筋や骨格筋などさまざまな細胞にも分布しているため，急性心筋梗塞や外傷で筋組織が損傷を受けた場合も上昇することがあります。

#2 LDHは，すべての細胞に存在する酵素です。本症例ではCKの上昇と関連が大きいと考えられます。

#3 γ-GTは胆汁うっ滞などの肝疾患以外に，アルコール，薬剤により誘導され上昇します。患者背景からウイルス性肝疾患の既往はなく，飲酒量は少量であるためアルコールによる可能性も否定的です。T-Bil，ALPが正常ですので胆道疾患の可能性は否定的です。

#4 CKは骨格筋や心筋，平滑筋，脳などに多く含まれており，これらの部位に障害があると高値を示します。本症例は1000U/L未満の上昇に収まっていますので，重篤な疾患である可能性は低いと考えられます。

③病態を読み込む

● AST，ALTの異常は，AST優位を来す肝疾患は鑑別すべきですが，前回の血液検査ではAST，ALTに異常はなく，肝炎ウイルス陰性，飲酒量もごく少量のため，肝疾患が原因の可能性は少し減ります。CKの上昇も伴いますので筋組織の損傷など他の原因を考慮する必要がありそうです。本症例のような痙攣によってもAST優位の上昇がみられることがあります。

● CK上昇の原因をさらに探索するためにはアイソザイムの測定が有用です。本症例でもアイソザイムの測定を行うことにより，原因部位の特定が期待されます。アイソザイムの測定がなかったとしても，本症例では痙攣のエピソードがあることから，痙攣による骨格筋からの逸脱による上昇が原因と考えることができます。

● γ-GTはミクロゾーム酵素ですので，いろいろな薬物で誘導されることが知られています。本症例の服用薬剤のなかでγ-GTの上昇が添付文書にも記載のある薬剤としてフェニトインがあります。

④薬剤師の考察

　この患者は痙攣によるAST，CKの上昇と，フェニトインによるγ-GTの上昇が起きていると考えられます。

▶ AST，CKに関しては痙攣による上昇と考えられるので，自然経過で改善が期待できます。ただしγ-GTも伴いますので一度腹部超音波検査などを行ってもよいでしょう。

▶ フェニトインによるγ-GT上昇についてはさまざまなタイプがあり，肝細胞障害は関与せずに薬物代謝酵素の誘導が原因と考えられているタイプや，肝細胞障害が原因と考えられ，AST/ALTの上昇を伴うタイプがあります。頻度が高いのはAST/ALTは上昇せずにγ-GTのみ上昇するタイプで，前者が該当します。特に服用中断などの必要はありません。AST/ALTの上昇も合併するタイプの場合は，服用中断や他剤への変更を考慮する必要があります。また，フェニトインの曝露量を評価するためにTDMを実施することも有用でしょう。

▶ 本症例のアルコール摂取量は少量ですが，多量になるとγ-GTのさらなる

4 〉γ-GT

上昇を来す可能性もありますので，断酒までとはいかなくとも現状と同レベルの適度な飲酒にとどめるよう指導する必要があります。

Follow up

　本症例がフェニトインの酵素誘導によるγ-GTの上昇であれば問題はなく，経過観察するのみでよいでしょう。経過中にAST，ALT，ALPの上昇やT-Bilの上昇など肝細胞障害の徴候がみられた場合は，早期に被疑薬中止など対応が必要です。黄疸，全身倦怠感など肝細胞障害の徴候となる自覚症状がないか患者には注意喚起を行います。またAST，ALT，ALPの上昇を伴わないγ-GTの上昇は，少量のアルコール摂取やメタボリックシンドロームでみられることもあります。経過観察のみでよい場合も多いのですが，生活習慣の改善で良くなることもあります。

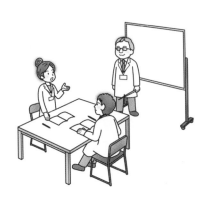

4 γ-GT

✏ 疾患の知識　アルコール性肝疾患 •------------

　γ-GT 上昇は，胆汁うっ滞，薬剤の影響，メタボリックシンドロームで増加しますが，アルコールの影響で上昇している頻度が高いと考えられます。アルコール性肝疾患は長期にわたる（5年以上が目安）アルコールの過剰摂取に起因する肝疾患の総称で，このなかにはアルコール性脂肪肝，アルコール性肝線維症，アルコール性肝炎，アルコール性肝硬変，アルコール性肝がんが含まれます。アルコールの過剰摂取の目安は，男性では1日のアルコール摂取量が60g以上（缶ビール3～4本/日以上，日本酒2～3合以上）で，女性と2型アルデヒド脱水素酵素（ALDH）欠損者はアルコールによる感受性が高く，過剰摂取は40g以上が目安とされています。禁酒によりAST，ALT，γ-GT が低下することが特徴です。エタノールの肝毒性は，エタノールの酵素的酸化により増えたアセトアルデヒドと，慢性的な多量飲酒者では還元型NADPH依存性CYPを介するミクロソーム・エタノール酸化酵素系（microsomal ethanol oxidizing system：MEOS）が活性化することにより，活性酸素が産生されて起こるとされています。アルコール性肝障害はアルコール性脂肪肝として発症します。このまま飲酒を継続することにより病態は進展し，アルコール性肝炎・肝線維症に移行，肝硬変や肝がんへと進行するという経過が一般的です。検査所見としてはASTが優位のトランスフェラーゼやγ-GTの上昇が特徴的です。また，血液検査で赤血球のMCVが上昇していることも多いことが知られています。アルコール性肝炎は慢性アルコール性肝障害の患者で，急激に飲酒量が増加した場合にみられ，腹痛，発熱，黄疸，白血球増加を認める急性肝障害で，生命に関わる肝不全になることもあります。常習飲酒者であるからといって肝障害患者をすべてアルコール性肝障害と決めつけることはできません。ウイルス性肝炎，自己免疫性肝炎，薬物性肝障害など他の肝障害を来しうる原因を除外する必要があります。

5 ChE

CASE 5

　7年前から近所の内科クリニックで高血圧の治療で通院している。1年前から認知機能の低下を認め徐々に進行してきたため、3カ月前に大学病院の脳神経内科を受診し、中等度のアルツハイマー型認知症と診断された。最近は外出時いつもご家族と一緒である。本日の内科クリニック診察で主治医から「1カ月前から肝機能が少し悪くなっているので、一度腹部超音波検査をしましょう。」と言われたとのこと。B型肝炎、C型肝炎ウイルスは大学病院受診時の血液検査で陰性が確認されている。

| 患者背景

69歳女性　身長152cm　体重38kg　来局時血圧135/88mmHg　体温35.6℃

病歴：高血圧症（62歳）にて内科に通院、認知症（69歳）にて大学病院に通院中。

喫煙歴：なし　　飲酒歴：なし　　サプリメント等の摂取：なし

患者家族から：ここ1年で急激に物忘れがひどくなりました。薬は自分では管理できないみたいなので、家族が管理しています。最近はご飯も食べる量が減ってきたようで、痩せてきているように思います。家ではほとんど動かないですね。

| 処方内容

Rp.1）ニフェジピン徐放錠20mg　　　　　　　　1回1錠（1日1錠）

　　　バルサルタン錠80mg　　　　　　　　　　1回1錠（1日1錠）

　　　ビソプロロールフマル酸塩錠5 mg　　　　1回1錠（1日1錠）

　　　　1日1回　朝食後　　　　　　　　　　　28日分

Rp.2）リバスチグミン貼付剤4.5mg　　　　　　1回4枚（1日4枚）

　　　　1日1回　入浴後に貼り替え　　　　　　28日分

※3カ月前からリバスチグミン4.5mgが追加となっており、4週毎に4.5mgずつ増量
　中で本日から18mgになっている。

┃ 臨床検査値

項目	単位	結果	項目	単位	結果	項目	単位	結果
WBC	/μL	4100	γ-GT	U/L	32	TC	mg/dL	144
Hb	g/dL	11.3	ChE	U/L	29	LDL-C	mg/dL	87
PLT	×10⁴/μL	20.5	T-Bil	mg/dL	0.7	HDL-C	mg/dL	48
PT	%	91	BUN	mg/dL	9	TG	mg/dL	98
AST	U/L	12	Cre	mg/dL	0.53	GLU	mg/dL	89
ALT	U/L	8	NH₃	μg/dL	35	HbA1c	%	5.3
LDH	U/L	205	TP	g/dL	6.1	CRP	mg/dL	0.01
ALP	U/L	84	Alb	g/dL	3.3			

尿蛋白（－）　尿潜血（－）　尿糖（－）　〈基準値〉NH₃ 30～80μg/dL

問題

Q1 検査データから読み取れる内容として正しいものはどれか。

a．胆汁うっ滞がある　　　　　　b．肝臓の合成能の低下がある
c．栄養状態が悪い可能性がある　　d．低Alb血症は腎機能低下を反映している
e．ChE低値は有機リン中毒が原因の可能性が高い

Q2 薬剤師のとるべき行動として妥当なものはどれか。

a．アトロピンの投与を依頼する　　　b．アルブミン製剤の投与を依頼する
c．分岐鎖アミノ酸製剤の処方を依頼する
d．リバスチグミン増量の是非を確認する
e．リバスチグミンからドネペジルへの変更を依頼する

Q3 次の記述のうち，正しいものはどれか。

a．血液検査で測定されるのは真性ChEである
b．リバスチグミンは主に真性ChEを阻害する
c．ドネペジルは主に偽性ChEを阻害し低値を示すことがある
d．ネフローゼ症候群ではAlbは低下するがChEは高値を示す
e．有機リン系薬は中枢神経に作用するのでChEは低値を示さない

5 》 ChE

◊ 正解 ◊

5 〉 ChE

A1	c．栄養状態が悪い可能性がある
A2	d．リバスチグミン増量の是非を確認する
A3	d．ネフローゼ症候群では Alb は低下するが ChE は高値を示す

解 説

①検査値のプロブレムを整理する

#1 ChE 低値
#2 TP，Alb 低値

②プロブレムの意味を読み取る

#1 本症例は ChE がかなり低値となっています。ChE が低値を来す病態としては肝疾患，栄養不足，有機リン中毒（農薬）があげられます。

#2 Alb が軽度の低値を示しています。Alb が低値を示す疾患としては肝硬変やネフローゼ症候群，低栄養状態，甲状腺機能亢進症，感染症，妊娠等があげられます。

③病態を読み込む

●ChE は肝硬変でも低値を示します。本症例は PT や T-Bil が基準範囲であり，Alb も低いながらも 3.0g/dL 以上あります。本データから，ChE と Alb 低値以外異常はありません。また，肝硬変としても腹水や肝性脳症の評価はできませんので，Child-Pugh 分類では A に分類され得る数値です。低栄養については Alb も軽度の低値を示していることから原因として残ります。有機リン中毒に関しては典型例では ChE 値がほぼ 0 U/L まで低下し，嘔吐や発汗過多，錯乱，徐脈などの自覚症状を伴うことが多いため，本症例では否定的です。

● Alb 低下の原因については肝疾患由来は否定的で，ネフローゼ症候群も尿蛋白が陰性であることから否定的です。甲状腺機能亢進症による異化亢進については甲状腺ホルモンの測定で分かります。感染症については CRP や

WBCが基準範囲で，バイタルサインも正常であることから可能性としては高くありません。本症例はBMIを計算すると16.4となり，低体重に分類されますので，TP低値と併せて考えると低栄養状態が原因の可能性が高いです。

④薬剤師の考察

　ここまでの考察で本症例は低栄養状態に伴うChE低下と判断できますが，果たしてそれだけが原因でしょうか。低栄養状態によるChE低下は，せいぜい100U/L付近までの低下であることが多いです。本症例ではやや極端にChEが低下しています。

▶使用薬剤に目を向けますと，認知症に対してリバスチグミンが使用されています。リバスチグミンはChE阻害剤のなかでも偽性ChE阻害作用をもつ薬剤です。通常の血液検査項目のChEは偽性ChE（ブチリルコリンエステラーゼ）を測定していますので，リバスチグミンを使用していると低値を示します。このことから，本症例は低栄養状態に伴うChE低下と，リバスチグミンの作用によるChE低下が重複した病態であることが分かりました。リバスチグミンのChE阻害活性は用量依存的ですので，増量の過程でChEが段階的に低下します。そのため，専門外の医師の場合は肝機能低下と判断してしまうことがあります。薬剤師からその旨の情報提供を行ってもよいでしょう。

▶ちなみに，同じChE阻害薬でもドネペジルやガランタミンは真性ChE（アセチルコリンエステラーゼ）を選択的に阻害するため，血液検査項目のChEには影響を及ぼすことはありませんので注意が必要です。

▶認知症患者の場合，ChE低下は必ずしも治療薬の影響だけというわけではなく，身近な農薬の誤飲も十分に可能性があるので，家族等に農薬を置いていたか聴取することも重要です。

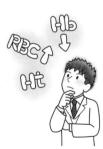

Follow up

　リバスチグミンを使用している患者の場合，ChE 低値だけでは治療上の問題はありませんが，悪心や流涎，発汗過多，錯乱，徐脈などの自覚症状を認めた場合は過量投与の可能性があるため，定期的に自覚症状のフォローアップが必要です。ChE が基準範囲から外れる疾患のフォローに関して考えると多くの場合，経過観察の意義は大きくありません。ChE が高値となる疾患は多くの場合，病態自身とは関係ありません。ChE が低値となる肝硬変では通常 ChE の低下は年単位で起こり，また肝臓の合成能は ChE 単独で経過をみることはありません。

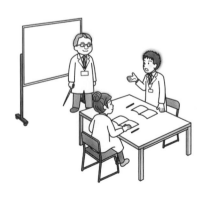

🖊 疾患の知識　有機リン中毒

　ChEの低下は肝合成能低下，悪液質などでみられますが，有機リン系農薬の中毒はChEが著明に低下していることにより診断に結びつく疾患として特記されています。有機リン系農薬は主に殺虫剤として使用され，ホームセンターなどでも容易に入手可能なため，急性中毒は救命救急センターでは高頻度で遭遇します。有機リン系農薬を誤って摂取すると，アセチルコリンエステラーゼ（AChE）が阻害されます。アセチルコリン（ACh）は，副交感神経節前・節後線維，交感神経節前線維，運動神経神経筋接合部に加え，中枢神経系において神経伝達物質として作用しています。AChはAChEによって，すみやかにコリンと酢酸に分解されますが，有機リン剤は末梢神経に加え，血液脳関門を通過し中枢神経にも侵入し，AChEの活性を阻害するためAChが分解されずに過剰に蓄積します。このため，アセチルコリン受容体が過剰に刺激され，ムスカリン様症状（縮瞳，徐脈，流涎，流涙，下痢，悪心，嘔吐，尿失禁，気道分泌の増加，気管支れん縮など）に加え，ニコチン様症状（散瞳，頻脈，高血圧，筋線維束れん縮など）や中枢神経症状（頭痛，めまい，失調，振戦，錯乱，意識障害，呼吸抑制など）など，さまざまな症状が出現します。ChEは内服直後から著明に低下して多くは1カ月以内に正常化しますが，この回復程度と神経学的症状には乖離がみられます。なお，神経ガスであるサリンやVXなどは化学兵器として合成された有機リン系の毒物なので著明なChE低下を示します。

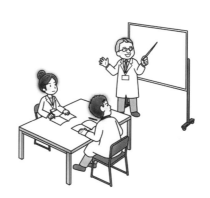

5 〉ChE

6 > T-Bil

　20年前から生活習慣病とC型肝硬変の治療のため近所のクリニックに通院中の患者である。今回の採血結果では以前に比べて肝酵素値とビリルビン値が少し悪化していた。主治医からは「少し数値が悪くなっているけど肝炎ウイルスが活動しているようなのでアルコールを控えるように。」と言われたが健康食品のことを主治医に言えずに薬局で相談した。

| 患者背景

60歳男性　身長167cm　体重63kg　来局時血圧120/78mmHg

病歴：高血圧症(40歳)，脂質異常症(40歳)，高尿酸血症(40歳)にて内科に通院。

喫煙歴：なし　　飲酒歴：ビール1000mL/日

サプリメント等の摂取：1カ月前から健康食品を開始

患者から：40歳の頃，会社の健診で肝障害を指摘されアルコール性肝障害とC型肝炎の診断で長年通院しています。知人から勧められ，主治医には言っていませんが健康食品を始めました。飲酒もしていますが，少し尿が濃くなりました。

| 処方内容

Rp.1）オルメテック錠(オルメサルタン　メドキソミル)20mg　　1回1錠(1日1錠)

　　　フェブリク錠(フェブキソスタット)20mg　　　　　　　1回1錠(1日1錠)

　　　リピディル錠(フェノフィブラート)80mg　　　　　　　1回1錠(1日1錠)

　　　　　1日1回　朝食後　　　　　　　　　　　　　　28日分

Rp.2）ウルソ錠(ウルソデオキシコール酸)100mg　　　　　1回2錠(1日6錠)

　　　　　1日3回　朝・昼・夕食後　　　　　　　　　　28日分

※お薬手帳から長年処方内容は変わっていない。

臨床検査値

項 目	単 位	結 果	項 目	単 位	結 果	項 目	単 位	結 果
WBC	/μL	8500	PT	%	65	Cre	mg/dL	0.92
Neut	%	56	AST	U/L	140	UA	mg/dL	6.5
LYMP	%	30	ALT	U/L	102	TP	g/dL	6.4
MONO	%	6	LDH	U/L	316	Alb	g/dL	3.4
EOS	%	7.5	ALP	U/L	168	LDL-C	mg/dL	65
BASO	%	0.5	γ-GT	U/L	452	HDL-C	mg/dL	43
RBC	×10⁴/μL	385	ChE	U/L	212	TG	mg/dL	125
Hb	g/dL	12.0	T-Bil	mg/dL	2.3	GLU	mg/dL	113
Ht	%	40.5	I-Bil	mg/dL	0.5	HbA1c	%	6.1
PLT	×10⁴/μL	9.7	BUN	mg/dL	10	CRP	mg/dL	0.12

尿蛋白(−)　尿潜血(−)　尿糖(−)　尿ビリルビン(＋)

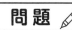

問題

Q1 検査データから読み取れる内容として正しいものはどれか。2つ選べ。

- a．高LDL-C血症である
- b．小球性貧血である
- c．血小板減少症である
- d．高ビリルビン血症である
- e．血糖値とHbA1cから糖尿病である

Q2 この時点で尋ねるべき質問を2つ選べ。

- a．趣味
- b．針治療歴
- c．睡眠時間
- d．健康食品の詳細
- e．腹部エコー検査の有無

Q3 直接ビリルビンが増加する疾患を3つ選べ。

- a．膵頭部がん
- b．溶血性貧血
- c．総胆管結石症
- d．Gilbert症候群
- e．Dubin Johnson症候群

◥ 正解 ◤
6 〉 **T-Bil**

A1　c．血小板減少症である　　d．高ビリルビン血症である
A2　d．健康食品の詳細　　e．腹部エコー検査の有無
A3　a．膵頭部がん　　c．総胆管結石症
　　　　e．Dubin Johnson 症候群

解説

①検査値のプロブレムを整理する

#1 好酸球高値，Hb 低値，血小板低値
#2 T-Bil 高値
#3 AST，ALT 高値
#4 ALP，γ-GT 高値
#5 TP，Alb，ChE，LDL 低値

②プロブレムの意味を読み取る

#1 肝硬変患者では門脈圧亢進に伴う脾腫が出現し血小板減少を中心とした汎血球減少を認めることがあります。本症例ではWBCはむしろ高めで好酸球の比率が上昇しています。好酸球数はアレルギー疾患，寄生虫疾患や薬物性肝障害でも増加することがあります。また，軽度貧血を認めますが MCV = Ht［%］×10/RBC［100万/μL］= 40.5×10/3.85 = 105.2 となり大球性の貧血ということがわかります。アルコール多飲や肝硬変で大球性になることがあります。

#2 本症例ではI-Bil（間接ビリルビン）は低く，直接ビリルビン優位な上昇を認めます。肝硬変の進行，アルコール，健康食品による肝細胞性黄疸の可能性が考えられます。他に胆道系の酵素の上昇も認めることより閉塞性黄疸も否定はできません。

#3 血清 AST/ALT 比を利用すると，本症例では AST/ALT 比は約1.4と AST/ALT ＞ 1 でありアルコール性肝障害や肝硬変などが考えられます。

#4 ALP, γ-GTPの上昇は肝硬変が進行したときにも認められますが，アルコールによるγ-GTの酵素誘導や健康食品による胆汁うっ滞型薬物性肝障害の可能性も考えられます。また，閉塞性黄疸の可能性も念頭に置く必要があります。

#5 肝硬変による蛋白合成や脂質合成の低下が考えられます。

③病態を読み込む

●肝硬変患者では軽度の汎血球減少を認めることがありますが，本症例では赤血球数と血小板数は低下しているにもかかわらず，白血球数はむしろ増加傾向となっており乖離があります。白血球数が基準値範囲内であっても過去のデータと比較して変化があるかどうか読み込む必要があります。

●AST，ALTの異常は，AST優位のトランスアミナーゼの上昇です。C型肝硬変における炎症の急性増悪の可能性以外にγ-GTの上昇を認めていることからアルコール性肝障害の可能性も考えられます。また，健康食品による薬物性肝障害の可能性も考えられます。

●ALP，γ-GTPは胆道疾患や胆汁うっ滞で上昇します。またγ-GTはアルコールやフェノバルビタールなどの薬剤により誘導され上昇します。肝硬変の悪化や健康食品による胆汁うっ滞性肝障害と飲酒によるγ-GTの上昇が複合的に影響している可能性が考えられます。

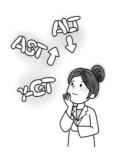

④薬剤師の考察

　この患者はC型肝硬変がベースにあるうえに，アルコール摂取や健康食品が関与して肝細胞性の黄疸が出現したと考えられます。主治医はアルコール摂取が肝障害のメインの理由と考えていますが，健康食品でも肝障害が起こることがあることを説明してください。閉塞性黄疸に伴う胆道系酵素の上昇も否定できないため腹部エコーなどの画像検査による確認が必要です。

▶血液検査では，直接BIL上昇であり肝胆道系酵素の著明な上昇から閉塞性黄疸，急性肝炎・劇症肝炎や肝硬変における肝細胞性黄疸が考えられます。重症度はトランスフェラーゼ以外に合成能の指標Alb，ChE，PT低下などが参考になります。

▶アルコール摂取過剰以外に健康食品による肝障害の可能性もあり，なるべく早く受診して主治医に相談していただくよう指導します。

▶ビリルビン，Alb，PTは，肝硬変の重症度を判定するために重要な項目です。本症例では以前から肝硬変の状態であったと推察されますが，アルコールや健康食品によって黄疸も伴ってきていますので注意が必要です。

Follow up

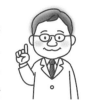

　直接ビリルビン優位のビリルビン上昇は，アルコール性肝障害や薬物性肝障害など肝胆疾患によるもので，肝不全の存在を示します。そのため，ビリルビン値に加え肝胆道系酵素，プロトロンビン時間の変化を厳重にフォローアップします。間接型優位のビリルビン上昇の場合は，肝疾患ではありません。溶血性貧血がある場合は溶血の程度に伴いビリルビンも上昇しますが，Hb値，LDHの変化のほうが鋭敏です。体質性黄疸のGilbert症候群（頻度は人口の5％程度）は間接ビリルビン優位の黄疸を示しますが，臨床的になんら問題はありません。

疾患の知識　ギルバート症候群 •-------

　黄疸を認めても必ずしも肝胆道疾患とは限りません。ギルバート症候群は日常よく遭遇する肝胆道疾患を伴わない黄疸です。体質性黄疸は肝細胞の先天性ビリルビン代謝異常により発症する黄疸で，日常臨床で用いられるビリルビン以外の肝機能検査には異常を認めません。高非抱合型ビリルビン血症を来すもの(クリグラー・ナジャー症候群Ⅰ型，Ⅱ型，ギルバート症候群)と高抱合型ビリルビン血症を来すもの(デュビン・ジョンソン症候群，ローター症候群)に分類されます。ギルバート症候群以外の体質性黄疸は稀ですが，ギルバート症候群は人口の2～7％にみられ，日常よく遭遇します。高非抱合型ビリルビン血症を来す体質性黄疸は，ビリルビンのグルクロン酸抱合酵素(UGT1A1)の異常により発症します。UGT1A1遺伝子のさまざまな変異／多型は種々の程度のUGT活性を作りだすことが知られ，ギルバート症候群ではコード領域のミスセンス変異(G211A：G71Rが多い)とプロモーター領域のTATA boxのA(TA)$_6$TAAがホモ接合体のA(TA)$_7$TAAになることが原因とされています。コード領域の変異は日本人を含む東アジア人に多く，欧米人では稀とされています。ギルバート症候群では，これらの変異／多型のためUGT活性が健常人の約30％と低下し，血清ビリルビン濃度が1.2mg/dL以上6mg/dL未満に上昇します。ビリルビン濃度は変動が大きく，空腹時にはビリルビン濃度が上昇します。抗がん薬である塩酸イリノテカンはUGT1A1を含むUGTファミリーにより代謝されるため，ギルバート症候群ではイリノテカン濃度が高くなり，副作用が出やすいことが知られています。また，非抱合型ビリルビンは抗酸化物質であるため，ギルバート症候群では動脈硬化性疾患，糖尿病，メタボリックシンドロームといった酸化ストレス関連疾患の発症が低いことが知られています。

7 BUN, Cre, eGFR

CASE 7

　かかりつけの内科クリニック（10年以上前から通院している）で高血圧と心房細動の治療を受けている。1年前から両膝と腰痛があり、近医の整形外科も受診して内服の消炎鎮痛剤を処方され服用している。本日かかりつけの内科を定期受診した際に、腎機能障害を指摘され、診療情報提供書を渡され、来週、近在の大学病院を受診することになった。本日は、いつものように処方され来局された。受診が不安な様子である。

患者背景

75歳男性　身長163.4cm　体重66.9kg　来局時血圧145/82mmHg

病歴：高血圧症（42歳）、慢性心不全（74歳）、発作性心房細動（74歳）

喫煙歴：20本/日（50年）、5年前より禁煙　　飲酒歴：ビール350mL/週

サプリメント等の摂取：なし

患者から：整形外科でもらった痛み止めを毎日飲んでいます。1カ月前から腰痛がひどくなったので、もらった痛み止め（セレコキシブ）を追加で飲んでいました（1日最大で5錠飲む日もありました）。半年前から内科の先生から蛋白尿が出てきていると言われていましたが、クレアチニン値は正常だったようです。体重は元々63kgくらいですが、2カ月前から食べ過ぎていたのか体重が増えてきていました。1～2週間前からむくみがひどくなったので、内科を受診したらすぐに大学病院を紹介されました。

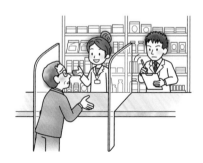

処方内容

〈内科処方分〉

Rp.1） リクシアナOD錠（エドキサバントシル酸塩水和物）60mg 1回1錠（1日1錠）

オルメテックOD錠（オルメサルタン メドキソミル）20mg 1回1錠（1日1錠）

メインテート錠（ビソプロロールフマル酸塩）5mg 1回1錠（1日1錠）

ダイアート錠（アゾセミド）30mg 1回1錠（1日1錠）

ランソプラゾールOD錠15mg 1回1錠（1日1錠）

　　1日1回　朝食後 90日分

※お薬手帳から直近約半年間処方内容は変わっていない。

〈整形外科処方分〉

Rp.1） セレコキシブ錠100mg 1回1錠（1日2錠）

レバミピド錠100mg 1回1錠（1日2錠）

　　1日2回　朝・夕食後 28日分

臨床検査値

項目	単位	結果	項目	単位	結果	項目	単位	結果
WBC	/μL	5670	ChE	U/L	438	Ca	mg/dL	8.4
RBC	×10⁴/μL	4.83	T-Bil	mg/dL	0.4	Cl	mEq/L	108
Hb	g/dL	14.1	BUN	mg/dL	41	TC	mg/dL	228
Ht	%	42.3	Cre	mg/dL	1.81	LDL-C	mg/dL	140
PLT	×10⁴/μL	19.1	eGFR	mL/min/1.73㎡	29.4	HDL-C	mg/dL	41
AST	U/L	24	UA	mg/dL	6.1	TG	mg/dL	87
ALT	U/L	13	TP	g/dL	5.9	GLU	mg/dL	93
LDH	U/L	192	Alb	g/dL	2.8	HbA1c	%	5.4
ALP	U/L	56	Na	mEq/L	138	CRP	mg/dL	0.02
γ-GT	U/L	17	K	mEq/L	5.4			

尿蛋白（3＋）　尿潜血（－）　尿糖（－）　Pi 3.1mg/dL

尿生化学検査

項目	単位	結果	基準値	項目	単位	結果
NAG（N-アセチル-β-D-グルコサミニダーゼ）	U/L	73.6	8以下	Cre	mg/dL	60.7
β2-MG（β2-マイクログロブリン）	μg/L	7631	230以下	TP	mg/dL	730

7 》 BUN，Cre，eGFR

問題 ✏

Q1 検査データから読み取れる内容として正しいものはどれか。
2つ選べ。

a．高尿酸血症である　　　　　　　　b．低アルブミン血症である
c．肝機能障害である　　　　　　　　d．糸球体濾過の低下を認める
e．血糖値とHbA1cから糖尿病である

Q2 血清クレアチニンについて正しい記述はどれか。

a．高蛋白食で上昇する　　　　　　　b．長期臥床で低下する
c．腎機能障害で低下する　　　　　　d．男性より女性のほうが高い
e．激しい運動の直後上昇する

Q3 尿素窒素(BUN)が上昇する要因として正しいものはどれか。
2つ選べ。

a．尿崩症　　　　　　b．妊娠　　　　　　c．腎機能障害
d．脱水　　　　　　　e．低栄養状態

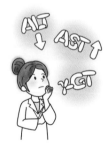

7 BUN，Cre，eGFR

Q4 eGFRについて<u>考慮されていない</u>因子はどれか。2つ選べ。

a．体重　　　　　　　b．身長　　　　　　　c．年齢
d．性別　　　　　　　e．血清クレアチニン値

Q5 Cockcroft-Gault（CG）式による推算CCr（mL/min）に最も近い値はどれか。

a．33　　　　　　　　b．43　　　　　　　　c．53
d．63　　　　　　　　e．73

Q6 尿細管の障害を反映する検査はどれか。

a．尿蛋白　　　　　　b．血清クレアチニン　c．血清β2-MG
d．尿中NAG　　　　　e．尿中クレアチニン

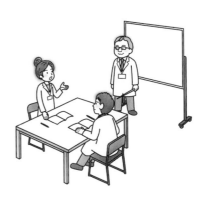

7 ▶ BUN，Cre，eGFR

◥ 正解 ◤

7 》 BUN，Cre，eGFR

A1　b．低アルブミン血症である
　　　　d．糸球体濾過の低下を認める
A2　b．長期臥床で低下する
A3　c．腎機能障害　　d．脱水
A4　a．体重　　b．身長
A5　a．33
A6　d．尿中NAG

解説

①検査値のプロブレムを整理する

#1 Cre，BUN上昇
#2 eGFR低下
#3 血清K値上昇
#4 TP，Alb低下
#5 尿蛋白3＋，尿TP 760mg/dL
#6 尿中NAG上昇，β2MG上昇

②プロブレムの意味を読み取る

#1 **#2** 糸球体濾過量の低下を示しています。ただし，糸球体濾過の低下は糸球体の病気だけで起こるのではないことに留意しましょう。糸球体への血流の障害や尿細管の異常でもGFRの低下が起こりえます。BUN/Cre＞20と乖離が認められます。脱水，消化管出血でも起こりえますが，本症例はCreの明らかな上昇がありますのでこれらの寄与の程度は少ないでしょう。Cockcroft-Gault（CG）式による推算CCr（mL/min）を算出すると，33.3mL/minで腎機能障害に該当します。

#3 血清Kはやや高値です（基準範囲は3.6〜4.8mEq/L）。血清Kは，①Kの細胞内からのシフト（アシドーシス，細胞の壊死など），②尿からの排泄

低下，③Kの摂取の増加で起こります。本症例のような腎機能低下例では，Kの排泄障害の可能性があります。また，代謝性アシドーシスにより血清Kが上昇しているのかもしれません。代謝性の酸塩基異常はNaとClに注目するとわかることがあります。血清中のNaとClの差［Na − Cl］は通常では約36と一定しています。［Na − Cl］が低くなるとHCO₃⁻の低下が起こっていることが知られています。本症例は［Na − Cl］＝30ですので軽度の代謝性アシドーシスがあるかもしれません（詳細は血液ガス分析をして確認する必要があります）。

#4 血清TPおよびAlb値が低値です。アルブミンの肝臓での合成の低下，喪失（尿中への排泄）や低栄養状態によりみられます。このことから，肝硬変あるいはネフローゼ症候群等が考えられます。

#5 尿蛋白3 +はおおむね300mg/dL以上の蛋白に該当します。試験紙はアルブミンに最も感度が良いので，蛋白の多くは血中アルブミンの糸球体からの漏出と考えてよいでしょう。尿TP 760mg/dLですので1日尿量が正常なら10g/日の蛋白尿になります。

#6 NAGやβ2MGは尿細管障害により尿中で増加します。NAGは尿細管から逸脱する酵素で，尿中β2MGは正常では糸球体で濾過されたのち多くが尿細管で再吸収されますが尿細管機能低下により尿中排泄が増加します。

③病態を読み込む

●Cre，BUN上昇，eGFR低下から明らかな腎機能低下がみられます。まず腎機能の低下が慢性的なのか急性的なのかを考える必要があります。急性腎障害（AKI）の早期発見の指標としては「血清クレアチニン（Cre）値が予想されるベースラインの1.5倍以上上昇する」が最も簡便です。半年前にはCreは正常だったようですが，時系列でみる必要があります。

●Alb低下，高度蛋白尿からネフローゼ症候群と考えられます。今回の浮腫の存在は低アルブミン血症の影響でしょう。本症例では高コレステロール血症は伴っていませんがネフローゼ症候群では伴うことも多いです。ネフローゼ症候群があることは病変が糸球体にあることを示唆しますが，本症例は尿中NAG上昇，β2MG上昇も認められ尿細管の障害（尿細管間質障害）も認めています。

●この患者は整形外科で処方されたNSAIDsを服用後に体調変化を訴えていますので，本剤による薬剤性腎障害が最も疑われます。特に，NSAIDs特徴的な尿細管間質性腎炎を併発したネフローゼ症候群（NSAID nephropathy）が疑われます。メカニズムは十分には解明されていませんが，NSAIDsによるCOX阻害によりアラキドン酸経路とは別経路のリポキシゲナーゼ経路を介してアラキドン酸からロイコトリエンの産生が亢進し，産生されたロイコトリエンが糸球体および尿細管周囲毛細血管の血管透過性を亢進させることにより，ネフローゼ症候群と間質性腎炎を発症すると推察されています。

●鑑別すべき病態としては，ネフローゼ症候群を来しうる糸球体障害（慢性腎炎や糖尿病性腎症など）が基本にあり，NSAIDsによる間質性腎炎を併発した場合や，それに加えてNSAIDSによる腎血流低下による腎機能低下が加わっているかもしれません。

④薬剤師の考察

　この患者はNSAIDsによる薬剤性腎障害，とりわけ尿細管間質性腎炎を併発したネフローゼ症候群が疑われるケースです。

▶まずは被疑薬となるNSAIDsの中止の必要性を患者に説明しましょう。NSAIDsの中止と対症療法（利尿薬投与など）で症状，蛋白尿，GFRが改善すればNSAID nephropathyの確定にもなります。もし高度蛋白尿が残る場合は，他の糸球体障害が併存している可能性があります。

▶NSAIDsの代替薬としてはアセトアミノフェン等を提案しますが，腎乳頭壊死・石灰化，慢性間質性腎炎による慢性腎不全を発症することがあるので注意が必要です。

▶近年高血圧・心不全の患者での薬物治療としてはまず，RAS系阻害薬（アンギオテンシン変換酵素阻害薬（ACEI），アンギオテンシン受容体阻害薬（ARB））が処方され，それに加えて利尿薬が併用されます。RAS系阻害薬は糸球体輸出細動脈を拡張しますが，利尿薬は循環血液量を減少させるため，このような患者にNSAIDsを漫然投与すると，NSAIDsによる輸入細動脈の収縮が起こり，腎血流量が低下し急性腎不全を発症しやすくなるといわれています[1,2]。

7 ▶ BUN，Cre，eGFR

Follow up ▶

　腎機能障害のある入院患者の経過をみる場合，BUN，Creや尿蛋白のみならず電解質についても経過のフォローを行います。尿細管障害の評価には，尿中NAGやβ2MG以外にも尿中liver-type fatty acid-binding protein（L-FABP）等が有用といわれていますので，結果があればこれらの経過も参考になります。

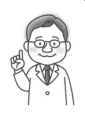

文献

1）Dreischulte T et al: Combined use of nonsteroidal anti-inflammatory drugs with diuretics and/or renin-angiotensin system inhibitors in the community increases the risk of acute kidney injury. Kidney Int, 88(2):396-403, 2015

2）Prieto-García L et al: Mechanisms of triple whammy acute kidney injury. Pharmacol Ther, 167:132-145, 2016

🖊 疾患の知識　急性腎障害（acute kidney injury：AKI）

　本症例のCre上昇速度が早いとすると，急性腎障害（AKI）に該当します。AKIは急激な腎機能低下により生体恒常性の維持が困難となる病態で，原因として多いのは虚血や腎毒性物質による尿細管上皮細胞障害です。特に重症のAKIでは尿細管上皮細胞が壊死に陥ることが古くから知られていて「急性尿細管壊死」とよばれています。AKIでは複数の病態が関与していることが多く，腎の虚血，炎症，薬剤を含む腎毒性物質の直接的細胞障害が混在しています。これらの病態は主に尿細管上皮細胞に障害を起こしますが，糸球体や間質の障害でもAKIを来しえます。AKIの原因は，腎前性・腎性・腎後性に分類することが臨床的には広く行われています。

　①腎前性とは，脱水や出血による血行動態の変化によるGFRの低下です。腎血流が改善すればGFRはすぐ改善します。②腎性とは，腎組織を構成する細胞の器質的障害によりGFRの低下を来す状態です。急性尿細管壊死，腎血管性病変，急性糸球体腎炎，急性間質性腎炎などにより生じます。③腎後性とは，泌尿器科的疾患あるいは骨盤内病変による尿路閉塞が原因です。

8 〉 UA

　10年前から近所の医院で高血圧,高脂血症治療のため薬物治療を受けている。3カ月前に市の特定健診を受け「尿酸値が高い」と指摘された。先月主治医に結果を伝えたところ久しぶりに採血検査を受け,今日結果説明を受けた。降圧薬の変更とともに尿酸値を下げる薬が処方され,当薬局に来られた。

患者背景

64歳男性　身長174cm　体重76kg　来局時血圧155/91mmHg

病歴：高血圧症(54歳),高脂血症,逆流性食道炎(58歳)にて内科に通院。

喫煙歴：なし　　飲酒歴：ビール350mL/日　　サプリメント等の摂取：EPA・DHA

患者から：今まで尿酸値が高いと言われたことがないので驚いています。痛風のことですよね。痛みなど自覚症状はありません。毎日明太子をつまみに缶ビール1本飲んでいます。「中性脂肪も少し高いから食事に気をつけるように。」と主治医から言われました。

処方内容

〈変更前〉

Rp.1) オルメテック錠(オルメサルタン　メドキソミル)20mg	1回1錠(1日1錠)
ナトリックス錠1(インダパミド)	1回1錠(1日1錠)
ランソプラゾールOD錠15mg	1回1錠(1日1錠)
リピディル錠(フェノフィブラート)80mg	1回1錠(1日1錠)
1日1回　朝食後	28日分

〈変更後〉

Rp.1) オルメテック錠(オルメサルタン　メドキソミル)20mg	1回1錠(1日1錠)
ノルバスク錠(アムロジピンベシル酸塩)5mg	1回1錠(1日1錠)
ランソプラゾールOD錠15mg	1回1錠(1日1錠)
リピディル錠(フェノフィブラート)80mg	1回1錠(1日1錠)
1日1回　朝食後	28日分

Rp. 2）ベンズブロマロン錠25mg　　　　　　1回1錠（1日1錠）

　　　　1日1回　朝食後　　　　　　　　　　28日分

臨床検査値

項目	単位	結果	項目	単位	結果	項目	単位	結果
WBC	/μL	6500	PT	%	99	UA	mg/dL	9.7
Neut	%	52	AST	U/L	23	TP	g/dL	7.5
LYMP	%	37	ALT	U/L	32	Alb	g/dL	4.3
MONO	%	8	LDH	U/L	157	TC	mg/dL	218
EOS	%	2.8	ALP	U/L	78	LDL-C	mg/dL	133
BASO	%	0.2	γ-GT	U/L	125	HDL-C	mg/dL	45
RBC	×10^4/μL	498	ChE	U/L	312	TG	mg/dL	217
Hb	g/dL	14.1	T-Bil	mg/dL	0.7	GLU	mg/dL	98
Ht	%	48	BUN	mg/dL	14	HbA1c	%	5.8
PLT	×10^4/μL	23.2	Cre	mg/dL	0.77	CRP	mg/dL	0.05

尿蛋白（−）　尿潜血（−）　尿糖（−）

問題

Q1　検査データから読み取れる内容として正しいものはどれか。
2つ選べ。

a．高尿酸血症である　　　　　　　　b．高中性脂肪血症である
c．明らかな胆汁うっ滞である　　　　d．慢性腎臓病である
e．血糖値とHbA1cから糖尿病である

Q2　患者の尿酸値改善に有効性が期待できる生活習慣はどれか。
2つ選べ。

a．健康食品・サプリメントの摂取　　b．禁酒　　c．ジムでの筋肉トレーニング
d．毎日30分のウォーキング　　　　e．肉類の摂食を減らす

Q3　この状態を放置することで懸念されることとして該当しないものは
どれか。2つ選べ。

a．脂肪肝　　　　　　b．尿路結石　　　　　　c．腎機能低下
d．肺気腫　　　　　　e．骨髄抑制

◆ 正解 ◆

8 ⟩ **UA**

> **A1**　a．高尿酸血症である　　b．高中性脂肪血症である
> **A2**　b．禁酒　　e．肉類の摂食を減らす
> **A3**　d．肺気腫　　e．骨髄抑制

解説

①検査値のプロブレムを整理する

#1 UA 上昇
#2 TG 上昇
#3 γ-GT 上昇

②プロブレムの意味を読み取る

#1 UA が 7 mg/dL 以上の場合，高尿酸血症と呼びます。高尿酸血症は，①腎臓からの排泄の低下，②プリン体の摂取や体内合成が増加すると起こります。一般に女性の血清尿酸値は男性よりも低い傾向にあります。

#2 LDL-C は異常がみられないので，WHO の分類ではⅣ型脂質異常症と考えられます。すなわち，VLDL 異化の異常を含めた中性脂肪の代謝障害が疑われます。飲酒の影響もありますし，高尿酸血症では高脂血症，高血圧症，肥満，耐糖能異常を合併する頻度が高いことが知られています。

#3 AST，ALT や ALP の異常はみられず，単独で高値となっています。このような場合，肝疾患よりアルコールや薬物治療による酵素誘導が原因と考えられます。

③病態を読み込む

●日常よく遭遇する高尿酸血症は，生活習慣病やメタボリックシンドロームと合併しているケースです。特に高血圧に高率で合併することが知られており，合併率は未治療の高血圧患者で20〜40％，降圧利尿薬服用中の高血圧患者では50〜70％とされています。この患者は降圧利尿薬を併用していますのでUA上昇の原因となっています。

●この患者が言及している痛風とは，長期間の高尿酸血症のため関節滑膜に尿酸塩結晶が沈着し，その結晶が関節腔内にはがれたときに関節炎を起こした状態です。痛風発作がある患者は7 mg/dLを越えると薬物投与を考慮します。この患者は疼痛が出現していないようですので痛風発作はないようです。UAが9 mg/dL以上になればすべての患者で薬物療法が考慮されます。

●TG上昇はメタボリックシンドロームや多量のアルコール摂取による肝臓でのVLDL合成促進により起こります。高尿酸血症には高TG血症の合併が多いことが知られています。TG低下にはフィブラート系薬剤が汎用されます。本症例で処方されているリピディルは腎からの尿酸排泄を促進する作用があることも知られています。

●γ-GTは胆汁うっ滞や閉塞性黄疸等でも上昇しますが，その場合，胆道系酵素であるALPも上昇します。フィブラート系の一部の薬（ベザフィブラートなど）はγ-GTを含む肝機能関連数値を低下させる作用もあることも知られています。

④薬剤師の考察

　この患者は薬剤性および生活習慣による高尿酸血症が考えられます。

▶まず，薬剤が変更になった理由を説明する必要があります。すなわち，尿酸値を上昇させるものとしてサイアザイド系利尿剤，β遮断薬，αβ遮断薬等があります。

▶生活習慣（食事，運動）の見直しを強く勧める必要があります。ビールやプリン体の多い食事（明太子）を嗜好としているようですので食生活の改善が求められます。アルコールは，①異化時に血中乳酸濃度の上昇が生じるため尿酸の尿中排泄を阻害すること，②プリン体の一種であるアデニンの代謝

が亢進し尿酸を生成すること，で尿酸値が上昇することも知られています。アルコールの種類を問わず，摂取を控えるよう勧めるべきです。「高尿酸血症・痛風の治療ガイドライン」では「週に2日以上禁酒する事」としています。

▶尿中の尿酸濃度を低下させるためには十分な水分摂取が推奨されており，尿量を2000mL/日以上確保することが目標とされます。

▶高尿酸血症は，産生過剰と排泄低下という二つの病態が関与します。これらの鑑別には尿中尿酸濃度/クレアチニン比が汎用され，0.5以上：産生過剰型，0.5以下：排泄低下型とされます。血清尿酸値を低下させる薬として尿酸排泄促進薬と尿酸合成阻害薬があります。実際は混合型が多いため，食生活が改善され尿酸値がある程度落ちついてきた時点で尿酸合成阻害薬（ザイロリックやフェブリク等）への変更提案も検討しておきましょう。

Follow up

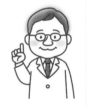

　血清UA濃度が7 mg/dL以上は高尿酸血症と定義され，該当する患者はすべて生活習慣の改善（食事指導，飲酒の制限）が必要になります。薬物療法は，①7 mg/dL以上8 mg/dL未満で痛風関節炎や痛風結節のある方，②8 mg/dL以上9 mg/dL未満で合併症（腎障害，尿路結石，高血圧，虚血性心疾患，糖尿病，メタボリックシンドローム）のある方，③9 mg/dL以上の方，は必要になります。高尿酸血症はメタボリックシンドロームと関連が強いため生活習慣，薬物治療の効果は，UAのみならずγ-GT，TGに反映されますので，これらに注目してフォローアップします。

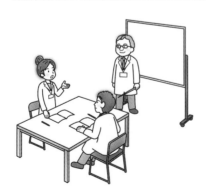

8 ▶UA

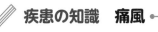

疾患の知識　痛風

　痛風とは，高尿酸血症が持続することにより引き起こされる病態の1つであり，関節や軟部組織などに尿酸の析出・沈着より関節炎を引き起こす状態をいいます。この関節炎を急性痛風関節炎(痛風発作)といい，強い単関節炎がほとんどです。急性痛風関節炎(痛風発作)は飲酒，血清尿酸値の急激な変動，過度の運動，局所の打撲や過労により誘発されます。足の親指(母趾)の中足趾節(MTP)関節，足背，内果，外果，アキレス腱付着部や膝関節などに好発します。このうち，母趾MTP関節が初発発作の約70%を占めます。痛風発作は1〜2週間程度で自然に消退しますが，高尿酸血症を放置すると痛風発作が徐々に頻発するようになります。また，母趾MTP関節周囲，膝，肘頭の皮下や耳介などにも尿酸塩結晶が沈着し，痛風結節といわれる尿酸塩結晶と肉芽組織からなる結節を形成することもあります。さらに，長期にわたる著しい高尿酸血症の持続は，一部の骨融解や骨破壊を来すこともあります。急性痛風関節炎(痛風発作)を来す症例では，長期の高尿酸血症の持続により，痛風腎という腎臓の髄質から皮髄境界部の間質に尿酸塩の沈着を伴う慢性間質性腎炎を呈するようになります。腎臓の尿細管腔内における尿酸の沈着により尿酸結石を来しますが，他の種類の尿路結石の頻度も増加します。急性痛風関節炎に対しては，NSAIDsを短期間に常用量の上限を用いるなど，比較的大量の投与をすることにより炎症の沈静化をはかります。ときに，副腎皮質ステロイドの短期間の投与を行うこともあります。痛風発作の前兆期にはコルヒチンにより，急性痛風関節炎の発症を防げる場合があります。発作時には血清尿酸値のコントロールは行いません。発作が改善すれば，尿酸値のコントロールを開始します。

9 ⟩ Alb

　7年前にC型慢性肝炎を指摘されたが，抗ウイルス治療は受けていない。現在は半年に1度当院(市立病院)で腹部超音波検査を受け，普段は近医内科にて心房細動と肝炎の投薬治療を受けている。2週間位前から足のむくみと体重の増加(62kgから67.5kgに増えた)がみられるようになった。2日前からときどきおかしな言動がみられるため，昨日当院に入院となった。本日は意識レベルが良くなり，病棟薬剤師のあなたが訪室することになった。

┃ 患者背景

67歳女性　身長158cm　体重67.5kg　来局時血圧145/87mmHg

病歴：C型慢性肝炎(60歳)，発作性心房細動(66歳)にて内科に通院中。

喫煙歴：なし　　飲酒歴：なし　　サプリメント等の摂取：なし

患者から：最近お腹が張ってきました。いつもの先生にお腹に水が溜まっていると言われました。お腹や下肢に「青あざ」が最近できやすくなった気がします。

家族から：数日前から会話中にボーっとすることがあるのでかかりつけの先生を受診したら，急いで大きな病院で診てもらうように勧められました。

┃ 処方内容

Rp.1) サンリズムカプセル(ピルジカイニド塩酸塩水和物)50mg　　1回1cap(1日2cap)
　　　　1日2回　朝・夕食後　　　　　　　　　　　　　　　14日分

Rp.2) イグザレルト錠(リバーロキサバン)10mg　　　　　　　1回1錠(1日1錠)
　　　　ランソプラゾールOD錠15mg　　　　　　　　　　　1回1錠(1日1錠)
　　　　ビソプロロールフマル酸塩錠0.625mg　　　　　　　1回1錠(1日1錠)
　　　　1日1回　朝食後　　　　　　　　　　　　　　　　14日分

Rp.3) アミノレバンEN配合散　　　　　　　　　　　　　　1回1包(1日1包)
　　　　1日1回　就寝前　　　　　　　　　　　　　　　　14日分

Rp. 4 ）ウルソデオキシコール酸錠100mg　　　　　　1回1錠（1日3錠）
　　　　1日3回　朝・昼・夕食後　　　　　　　　　14日分

臨床検査値

項目	単位	結果	項目	単位	結果	項目	単位	結果
WBC	/μL	3800	PT	%	72	NH₃	μg/dL	119
Neut	%	68.5	AST	U/L	90	TP	g/dL	5.5
LYMP	%	21	ALT	U/L	53	Alb	g/dL	2.5
MONO	%	8	LDH	U/L	198	TC	mg/dL	152
EOS	%	2.4	ALP	U/L	145	LDL-C	mg/dL	96
BASO	%	0.1	γ-GT	U/L	60	HDL-C	mg/dL	41
RBC	×10⁴/μL	370	ChE	U/L	379	TG	mg/dL	79
Hb	g/dL	12.0	T-Bil	mg/dL	1.9	GLU	mg/dL	103
Ht	%	35.3	BUN	mg/dL	17	HbA1c	%	5.3
PLT	×10⁴/μL	8.8	Cre	mg/dL	0.78	CRP	mg/dL	0.08

尿蛋白（−）　尿潜血（−）　尿糖（−）

問題

 Child-Pugh 分類で評価項目として<u>該当しない</u>ものはどれか。

a．AST/ALT　　　　b．血清ビリルビン値　　　c．血清アルブミン値
d．肝性脳症　　　　e．プロトロンビン時間

 本症例における Child-Pugh 分類のスコアと重症度の組み合わせで正しいものはどれか。

a．5点−A　　　　b．7点−B　　　　c．9点−B
d．10点−C　　　e．13点−C

Q3　腹水の原因として考えられるものはどれか。2つ選べ。

a．栄養不足　　　　b．腎機能障害　　　c．血清アンモニア値の上昇
d．膠質浸透圧の低下　e．門脈圧上昇

◣ 正解 ◢

9 〉 Alb

A1	a. AST/ALT
A2	d. 10点－C
A3	d. 膠質浸透圧の低下　　e. 門脈圧上昇

解説

①検査値のプロブレムを整理する

#1 AST，ALT上昇

#2 ALP上昇

#3 ビリルビン上昇

#4 血小板低下

#5 アルブミン低下

#6 PT(%) 低下

#7 アンモニア上昇

②プロブレムの意味を読み取る

#1 AST，ALT上昇がある場合は血清AST/ALT比を確認します。本症例ではAST/ALT比は1以上でAST優位となっています。アルコール性肝疾患，肝硬変，肝がんが該当します。慢性肝炎では肝臓の線維化の進行（慢性肝炎から肝硬変に進行）に伴いALT優位からAST優位に変化します。

#2 肝疾患の場合，ALPは胆汁うっ滞マーカーとして汎用されますが，肝硬変や肝臓がんなどでも上昇することがあります。

#3 血清ビリルビンは直接ビリルビンと間接ビリルビンに分類できます。前者は肝胆道疾患で上昇し，後者は肝胆道疾患以外で上昇します。本症例は元々肝疾患を有される患者ですので直接ビリルビン優位の上昇の可能性が高いと思われます。

#4 慢性肝疾患では肝臓の線維化に伴う門脈圧上昇や肝臓でのトロンボポエチン産生の低下により血小板が減少します。すなわち血小板減少を伴う肝

疾患は病態が進行していると判断できます。

#5 低アルブミン血症の原因は肝疾患，栄養不良，体外への漏出（ネフローゼ症候群など）などがあります。肝疾患の場合は肝硬変などにより合成障害が起こりアルブミンは低下します。血清アルブミンは膠質浸透圧（おおむね水を保持する力と考えてよい）に関与しますので低アルブミン血症では血管内の水分が血管外に移動し，浮腫や腹水がみられるようになります。

#6 PTの単位は「秒」が基本ですが，肝機能をみるときは「％」表示となります。PT（％）低下は凝固因子の低下を反映し，肝疾患の場合は凝固因子の合成能の低下を意味します。

#7 アンモニア値が高値です。肝硬変や劇症肝炎では肝臓でのNH_3の代謝が低下し，血中濃度が上昇します。血清アンモニア上昇は肝性脳症と関連があります。

③病態を読み込む

●AST優位のトランスフェラーゼ上昇です。C型慢性肝炎の患者ですので肝硬変に進行している可能性があります。ALP上昇がみられます。ALPの急速な上昇は肝がん発生のシグナルのことがあります。

●Child-Pugh分類のスコアは肝硬変の機能障害の程度の判断に有用です。①脳症，②腹水，③T-Bil値，④アルブミン，⑤PT（％）の程度で判断します。本症例ではT-Bil値，PT（％）でそれぞれ1点，血清アルブミン値3点，腹水（体重が5kg以上増加しているので「中等量」と考えて）3点，脳症（GradeⅠ）2点で合計10点となり，Child-Pugh分類でGrade Cの肝硬変（非代償性肝硬変）と評価されます。

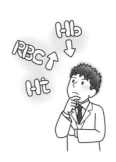

④薬剤師の考察

　この患者はＣ型肝硬変（非代償性）です。①体重増加から腹水や浮腫が，②意識障害から肝性脳症がありそうです。

▶腹水や浮腫の治療は利尿薬（抗アルドステロン薬から開始しループ利尿薬を併用する）が使用されます。難治の場合はアルブミン製剤も検討しておきます。しかし，水分制限と塩分制限は基本ですので患者には説明しましょう。

▶肝性脳症は感染や便秘も誘因になりえます。合成二糖類（ラクツロース）の追加を提案してもよいでしょう。分岐鎖アミノ酸（ＢＣＡＡ）製剤の継続処方が必要となります。

▶ＤＯＡＣとしてリバーロキサバンが処方されていますが，本剤は蛋白結合率が高いため，添付文書上で中等度以上の肝障害患者（Child-Pugh 分類Ｂ以上）でＡＵＣが2.4倍上昇するため禁忌となっています。したがって，アピキサバンやエドキサバンなどへの変更を提案する必要があります。

Follow up

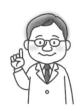

　Child-Pugh 分類は肝硬変の重症度をみるのに汎用される分類で，腹水，脳症，T-Bil，Alb，PT（％）の５項目で分類します。これら５項目は肝臓の予備能の程度を測るのにも有用で，肝硬変患者のフォローに役立ちます。このうち検査値のT-Bil，Albは肝臓の合成能を，T-Bilはビリルビン（排泄すべき物質）の処理能を示します。肝硬変患者では各種血清酵素もフォローしますが，ALPは肝細胞がんが発生すると上昇することがあり重要です。アンモニアは肝性脳症とある程度関連があります。また，本症例の臨床検査値では電解質について提示しませんでしたが，血清Naは非代償性肝硬変で低下することがあり，低下例は予後不良とされています。

疾患の知識　非代償性肝硬変

　肝硬変は，すべてのびまん性肝疾患が進行することによりみられる病理的な終末像です。成因としては，B型，C型肝炎ウイルス感染が主ですが，近年は非ウイルス性の肝硬変が増加しています。慢性炎症に伴う肝細胞の減少と肝線維化の進展によって，肝予備能は低下します。

　肝硬変では，肝臓での代謝・解毒能の低下や線維化の進行に伴う門脈圧亢進のため，さまざまな症状が出てきます。典型的な症候・身体所見としては，黄疸，胸壁や背中にみられるくも状血管腫，手掌紅斑，浮腫，腹水，掻痒感，有痛性の筋痙攣(こむら返り)，脾腫，腹壁静脈怒張，女性化乳房，肝性脳症，などがあげられます。これらの症状のうち，黄疸，腹水，肝性脳症が出現した肝硬変を非代償性肝硬変と呼び，肝硬変のなかでも進行した深刻な状態と考えられます。

　一方，これらの症状がない段階の肝硬変を代償性肝硬変と呼びます。肝硬変の経過観察においては肝線維化進展度(門脈圧の亢進を起こします)と肝予備能(肝臓の合成能と解毒能)を適切に評価することが重要です。非代償性肝硬変の症状は，主に肝臓の予備能の低下によると考えられています(腹水は門脈圧の亢進も関与しますが)。

　このため，非代償性肝硬変を検査値でフォローするにあたっては，AST，ALTよりもビリルビンやAlb，ChE，PT値など合成能の指標，アンモニア値，分岐鎖アミノ酸(BCAA)/芳香族アミノ酸比(Fisher比)などを重視する必要があります。肝予備能をみるChild-Pugh分類のGrade A(スコア5〜6点)は代償性肝硬変に，Grade B(スコア7〜9点)は代償性から非代償性肝硬変の移行期に，Grade C(スコア10点以上)は非代償性肝硬変に合致します。非代償性肝硬変は肝細胞がんの発生も多いので，腫瘍マーカーの動きにもそれまで以上に注意しなければなりません。

9 〉Alb

10〉Na

　近所の循環器クリニックに高血圧，心房細動，慢性心不全の診断のもと通院中で，当薬局はかかりつけ薬局である。心房細動は6年前に指摘され発作的に起こり自然に止まっていたが，今回2週間前から不整脈が続いている。本日同医で心電図，心臓超音波検査，採血を行い，新しい薬が追加された。

| 患者背景

81歳男性　身長161cm　体重68kg(体重が2週間で4kg増加した)

来局時血圧121/82mmHg

喫煙歴：20〜75歳まで20本／日　　飲酒歴：なし　　サプリメント等の摂取：なし

患者から：医師からは慢性心不全と言われています。薬を服用しているので特に息苦しくはなく，毎日5,000歩程度の散歩が行えていました。2週間前から平らなところは平気ですが坂道は苦しくなって何度も休むようになってきました。2週間前から下肢の浮腫が出現し，ズボンもきつくなってきました。食欲はあり，夜はよく眠れます。

| 処方内容

Rp.1) アジルバ錠(アジルサルタン)20mg　　　　　1回1錠(1日1錠)
　　　　1日1回　朝食後　　　　　　　　　　　　　14日分

Rp.2) カルベジロール錠2.5mg　　　　　　　　　　1回2錠(1日4錠)
　　　　1日2回　朝・夕食後　　　　　　　　　　　14日分

Rp.3) エリキュース錠(アピキサバン)2.5mg　　　　1回1錠(1日2錠)
　　　　1日2回　朝・夕食前　　　　　　　　　　　14日分

〈今回追加された薬〉

Rp.4) ルプラック錠(トラセミド)4mg　　　　　　 1回1錠(1日1錠)
　　　　1日1回　朝食後　　　　　　　　　　　　　14日分

Rp.5) スピロノラクトン錠25mg　　　　　　　　　　1回1錠(1日3錠)
　　　　1日3回　朝・昼・夕食前　　　　　　　　　14日分

臨床検査値

項目	単位	結果	項目	単位	結果	項目	単位	結果
WBC	/μL	4300	T-Bil	mg/dL	0.5	Na	mEq/L	130
Hb	g/dL	13.3	CK	U/L	101	K	mEq/L	3.9
PLT	×10⁴/μL	15.9	BNP	pg/mL	219	Cl	mEq/L	94
AST	U/L	38	BUN	mg/dL	20	LDL-C	mg/dL	116
ALT	U/L	25	Cre	mg/dL	0.99	HDL-C	mg/dL	41
LDH	U/L	179	eGFR	mL/min/1.73㎡	55.6	TG	mg/dL	140
ALP	U/L	99	TP	g/dL	7.5	GLU	mg/dL	108
γ-GT	U/L	31	Alb	g/dL	3.7	CRP	mg/dL	0.18

尿蛋白（－）　尿潜血（－）　尿糖（－）

前回結果

項目	単位	結果	項目	単位	結果	項目	単位	結果
CK	U/L	99	eGFR	mL/min/1.73㎡	58.4	K	mEq/L	4.1
BNP	pg/mL	114	Na	mEq/L	142	Cl	mEq/L	105

問題

Q1 検査データから読み取れる内容として正しいものはどれか。
すべて選べ。

a．低Na血症である　　　b．低K血症である　　　c．慢性腎臓病である
d．酸塩基平衡異常を疑う　　e．心筋の壊死が起こっている

Q2 患者背景，病歴と検査値から考えられる病態はどれか。2つ選べ。

a．Kの摂取不足　　　　b．Naと水の過剰　　　c．食塩の摂取不足
d．慢性心不全の増悪　　e．腎臓からのNaの喪失

Q3 この患者が注意しなければならない点はどれか。

a．飲水制限のみ　　　　b．塩分制限のみ　　　c．飲水制限と塩分制限
d．飲水制限を伴う塩分の積極的摂取　　e．飲水制限を伴わない塩分の積極的摂取

⚜正解⚜

10〉 Na

A1	a．低Na血症である　　c．慢性腎臓病である
A2	b．Naと水の過剰　　d．慢性心不全の増悪
A3	c．飲水制限と塩分制限

解説

①検査値のプロブレムを整理する

#1 低Na血症
#2 低Cl血症
#3 BNP上昇
#4 eGFR低値

②プロブレムの意味を読み取る

#1 **#2** 健康な方ではNa濃度とCl濃度は連動して変化します。このため（Na−Cl）の値は正常では36くらいと一定です。血清NaとClの差はアニオンギャップ*と重炭酸イオン（HCO_3^-）の和を意味します。この値が高くても低くても代謝性の酸塩基平衡異常となります。本症例は（Na−Cl）の値は正常ですので，純粋にNaとCl濃度が低いと考えられます。血清Na値が低値を示す原因には，①水過剰型（希釈性低Na血症）：水分のみが過剰に入ってくる場合（心因性多飲など）や水の排泄低下（SIADHなど），②Na喪失型（細胞外液不足型）：摂取するNaの低下やNa排泄の過剰，③水過剰＞Na過剰の場合（細胞外液過剰型）：水もNaも過剰ですが水のほう方がより過剰な場合です。細胞外液過剰型は浮腫を伴うことが多く，心不全や腎不全のときによくみられます。

#3 BNPは健康な方は18.4未満です。心臓（心筋）に負担がかかると上昇します。この患者は元々BNPが高く慢性心不全の状態だったと考えられます。今回は持続する心房細動が原因でさらに上昇したのかもしれません。BNP上昇は普段の値と比較してどの程度上昇しているかが重要です。普段の値の2

倍以上になればかなりの確率で症状が出始めます。

#4 eGFRは55.6でG3aの慢性腎臓病（CKD）となります。81歳の年齢の方ですとかなりの頻度で50台となります。この程度のGFRでは腎臓が原因で水過剰になることはありません。

＊アニオンギャップ：血液中の陰イオンの内クロールと重炭酸イオン以外の陰イオンで，通常の検査では計測できない「不揮発酸」を表すために用いられます。
血液中の（$Na - Cl - HCO_3^-$）で求めることができます。

③病態を読み込む

●本症例は高血圧，慢性心不全をもつ患者に2週間続く心房細動が加わっています。心房細動では心房の機能が失われていることにより，心拍出が若干低下してしまいます。この患者は元々慢性心不全があるうえに心房細動が持続し心拍出量が低下していると考えられます。

●心拍出量が低下すると有効循環血液量の低下が起こり，圧受容器を介してバゾプレシンの分泌が亢進します。このため水は身体に溜まります。同時にレニンアンギオテンシン系も活性化されアルドステロン上昇が起こりNaも体内に貯留します。ただし，水の吸収がNa貯留を上回るため低Na血症となります。

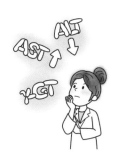

④薬剤師の考察

▶低Na血症の原因，①水過剰型（希釈性低Na血症，②Na喪失型（細胞外液不足型），③水過剰＞Na過剰の場合（細胞外液過剰型）のうち，浮腫を伴うのは細胞外液過剰型のみです。高齢者に日常みかける低Na血症の多くはこのタイプです。本症例は③水過剰＞Na過剰の場合（細胞外液過剰型）が起こっていることが考えられます。

▶細胞外液過剰型の場合は，水分制限に加えて塩分も制限しなければなりません。患者には服薬指導に加え，水と塩分の制限を指導しましょう。ヒトは塩分を摂取すると血漿浸透圧が上昇して渇中枢が刺激され（喉が渇いたと感じ），飲水が促されます。塩分制限と水の制限は同時に行うと制限が上手くいきやすいです。

Follow up ▶

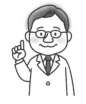

　本症例は，心房細動持続により心機能低下が起こり心不全を発症した患者です。このため「水過剰＞Na過剰」によって起こった低Na血症となりましたので治療は塩分制限と水分制限を行ったうえで，利尿薬(本症例ではルプラックに加えスピロノラクトン)を投与しています。治療効果は，体重の変化や自覚症状(歩行時の息苦しさ)である程度わかります。検査値としては血清Na，K，Cl値に加えBNPに注目してフォローします。急速な利尿は，ときに腎機能低下を引き起こすこともありますので，BUN，クレアチニンのフォローは重要になります。

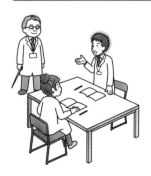

10〉Na

疾患の知識　鉱質コルチコイド反応性低Na血症 ●------ （SIADHと区別すべき疾患）

　高齢者にみられる低Na血症は，慢性心不全などに合併する細胞外液過剰型低Na血症が多く，浮腫を伴います。一方，浮腫を伴わない低Na血症としてADH不適合分泌症候群（SIADH）が知られていますが，最近，鉱質コルチコイド反応性低Na血症（MRHE：mineralocorticoid-responsive hyponatremia of the elderly）が注目されています。血清Naが低下すると，まずADH分泌が低下します。ADHは抗利尿ホルモンですので，水のみの尿排泄（水利尿）が生じて血清Naは正常に戻ります。一方，低Na血症にもかかわらずADH作用が持続している疾患がSIADHで，水利尿できずにNaは低いままになります。このため，SIADHは血清Na低下にもかかわらず尿中Na濃度が比較的高値であるのが特徴です。SIADHの原因としては，①中枢神経系疾患により視床下部のバソプレシンニューロンが刺激され，血清Na濃度とは無関係にADH分泌が生じる場合，②肺疾患（肺炎など）により心房の容量受容体，頸動脈洞の圧受容体からのシグナルを伝える迷走神経刺激がADH分泌を増やす場合，③薬剤（カルバマゼピン，SSRIなど）によりADH分泌が増加する場合など，があげられます。MRHEは検査所見がSIADHに似ていますが（低Na血症，相対的高浸透圧尿，ADHの相対的高値），区別すべき病態の一つです。本疾患は，すべての高齢者が発症しえる病態で，軽度の脱水を伴うことが特徴です。高齢者では，元々腎のNa保持能が減退しています。このため，尿中へのNa排泄が増加し，循環血漿量が軽度低下します。さらに，高齢者ではレニン・アルドステロン系のフィードバック機構が鈍化しており，不足したNaを補えずに，さらに循環血漿量の低下を来します。その一方で，この循環血漿量の低下がADH分泌を助長するため，（循環血漿量低下は軽度にもかかわらず），集合管での水再吸収が増加し低Na血症が進展してしまいます。このため，MRHEの治療は水分・塩分補充と鉱質コルチコイド補充です。SIADHの治療である水制限では悪化するため鑑別を要します。

11 〉 K

　近所の整形外科と内科のクリニックで処方されている患者で，当薬局はかかりつけになっている。整形外科では両膝の変形性膝関節症の治療のためアルツディスポ関節注25mgの定期的関節注射治療とセレコックス100mg，1日2回（1日2錠）を処方されている。痛みが強くなり，医師からは膝の手術の話が出ているとのこと。最近はあまり歩かなくなってきて筋力が落ちてきたという。3カ月前から両下腿の浮腫がみられ内科クリニックを受診し，利尿薬の投与を受けている。

| 患者背景

82歳女性　身長151cm　体重55kg　来局時血圧121/82mmHg

喫煙歴：なし　　飲酒歴：なし　　サプリメント等の摂取：なし

患者から：下肢の浮腫は改善しましたがときどきこむら返りが起こるようになりました。本日は内科を受診し，血液尿検査と処方を受けました。

| 処方内容

〈整形外科からの処方〉

Rp.1）セレコックス錠（セレコキシブ）100mg	1回1錠（1日2錠）
1日2回　朝・夕食後	14日分

〈内科クリニックでの処方〉

Rp.2）フロセミド錠40mg	1回1錠（1日1錠）
1日1回　朝食後	14日分
Rp.3）芍薬甘草湯エキス顆粒	1回2.5g（1日7.5g）
1日3回　朝・昼・夕食前	14日分

※Rp.3は本日から処方された。

| 臨床検査値

項目	単位	結果	項目	単位	結果	項目	単位	結果
WBC	/μL	4400	γ-GT	U/L	28	TP	g/dL	7.0
RBC	×10⁴/μL	334	T-Bil	mg/dL	0.7	Alb	g/dL	3.9
Hb	g/dL	10.0	BUN	mg/dL	14.3	TC	mg/dL	194
Ht	%	31.0	Cre	mg/dL	0.91	LDL-C	mg/dL	128
PLT	×10⁴/μL	16.4	eGFR	mL/min/1.73㎡	44.9	HDL-C	mg/dL	58
AST	U/L	21	UA	mg/dL	5.1	TG	mg/dL	140
ALT	U/L	12	Na	mEq/L	137	GLU	mg/dL	106
LDH	U/L	201	K	mEq/L	3.1	CRP	mg/dL	0.29
ALP	U/L	101	Cl	mEq/L	94			

尿蛋白(−)　尿潜血(−)　尿糖(−)

問題

Q1 検査データから読み取れる内容として誤っているものはどれか。

a．低K血症である
b．低Cl血症である
c．酸塩基平衡異常を疑う
d．小球性の貧血である
e．腎機能障害がある

Q2 患者背景と検査値から考えられる病態はどれか。

a．急性糸球体腎炎
b．腎臓からのKの喪失
c．呼吸性アルカローシス
d．食塩の摂取不足
e．鉄欠乏性貧血

Q3 望ましい治療はどれか。

a．塩化カリウム徐放剤投与
b．L-アスパラギン酸カリウム投与
c．芍薬甘草湯の増量
d．食塩の摂取を促す
e．フロセミドの増量

◟ 正解 ◞
11〉K

> **A1**　d．小球性の貧血である
> **A2**　b．腎臓からのKの喪失
> **A3**　a．塩化カリウム徐放剤投与

解 説

①検査値のプロブレムを整理する

#1 血清K低値
#2 血清Cl低値
#3 Hb，RBC，Ht低値
#4 eGFR低値

②プロブレムの意味を読み取る

#1 血清K値が3.5mEq/L以下の場合，低K血症と呼びます。K低値を示す原因には，①Kの細胞内からの移動：アルカローシス，インスリンの投与など，②Kの腎臓からの排泄：原発性アルドステロン症，フロセミドなどの利尿薬，③Kの消化管からの喪失：下痢，嘔吐，④Kの経口摂取低下，などがあります。

#2 血清Naは基準範囲内ですがClは低値です。Cl濃度はNa濃度と連動して変化します。（Na − Cl）の値は正常では36くらいと一定です。この値が高くても低くても血中のHCO_3^-の値は異常であり，代謝性の酸塩基平衡異常の存在を意味します。

#3 本症例はMCVを計算すると92.8となり，正球性貧血となります。正球性貧血の原因は数多くあります。原因検索はしなければなりませんが，この患者が後期高齢者であることから老人性貧血（原因不明の貧血），腎性貧血，二次性貧血などは考えやすいかもしれません。正球性貧血ですが鉄欠乏性貧血も完全には否定できません。

#4 eGFRは44.9でG3aとG3bの間程度のCKDとなります。CKDはG3bよ

り悪化すると少しずついろいろな腎機能以外の検査値異常（Hbや電解質）がみられることがあります。

③病態を読み込む

●本症例はフロセミドを3カ月間投与されていることから，フロセミドによる尿中へのK喪失が病態と考えやすい症例です。本症例では（Na − Cl）は43となっています。NaとClの差は酸塩基平衡が正常なら約36となりますが，（Na − Cl）の値は［血中のHCO$_3^-$ ＋測定できない有機酸（アニオンギャップ）］を示しています。（Na − Cl）の上昇はHCO$_3^-$が上昇する代謝性アルカローシスかアニオンギャップ増大による代謝性アシドーシスの存在を示します。利尿薬により低K血症になったときには，多くが代謝性アルカローシスも合併していることが知られていますので本症例の電解質酸塩基異常は「フロセミドによる低K血症と代謝性アルカローシス」の可能性が考えられます。

●腎機能障害については，急性糸球体腎炎は血尿が認められることから，尿蛋白陰性ですので慢性腎炎や糖尿病性腎症のような糸球体疾患は考えにくいです。NSAIDSを長期間服用している場合も間質の障害を来しGFRを低下させるので，間質性腎炎のような疾患が考えやすいです。また，高齢であることもGFR低下に寄与していそうです。尿細管障害がある場合は血清K値が変化することもあります。

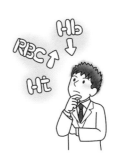

④薬剤師の考察

　本症例の電解質酸塩基平衡異常がフロセミドで起こっていることが考えられます。本剤を中止したいところですが，浮腫の治療に効果があるので中止しにくいかもしれません。

▶本症例の低K血症は，腎臓からのKの喪失によりますのでカリウムの経口補充は有効です。また，代謝性アルカローシスの治療には，有機酸塩K（アスパラKなど）よりも塩化カリウム（KCl）の補充が有効なことが知られています。Kの補充以外に減少したClの補充もできるからです。

▶本症例はeGFRからCKDと考えられます。CKDでは代謝性アルカローシスになりやすいことが知られています。尿中にHCO$_3^-$を排泄することが，CKDでは障害されているからです。そのような患者にカルシウム製剤やマグネシウム製剤を投与すると，それ自体がアルカリですから，代謝性アルカローシスは悪化します。

▶この患者はこむら返りがあるため芍薬甘草湯が処方されましたが，同薬は低K血症を来すことがありますので好ましくないかもしれません。

Follow up

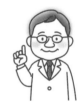

　本症例はフロセミド（偽性バーター症候群を起こしうる）と甘草（偽アルドステロン症を起こしうる）が低K血症に関与していそうですので，浮腫の治療効果を踏まえて医師は利尿薬や芍薬甘草湯投与を見直す可能性もあります。また，医師はK製剤の補充をするかもしれません。医師の介入で血清K値とCl値に加え，酸塩基平衡の指標である(Na－Cl)の値も改善すると考えられます。もし，医師が薬剤中止をしたにもかかわらず血清K値の改善がないようなら，薬剤性の可能性は低いので他の疾患の鑑別に移ることになるでしょう。薬剤師としては他に低K血症を来しうるサプリメントの服用がないか確認します。

疾患の知識　原発性アルドステロン症

　さまざまな薬物がレニン−アンジオテンシン系（RAS）に作用して低K血症を引き起こすことが知られています。一方，二次性高血圧の1つ原発性アルドステロン症（PA）も低K血症を来しうる疾患として知られています。近年，PAが全高血圧のなかで5%以上を占めることが明らかとなり，高血圧診療のなかで注目度があがってきています。

　PAは副腎からアルドステロンが自律的に過剰分泌され，血漿レニン活性（PRA）低値および高血圧を呈する疾患です。原因は副腎の病気で，アルドステロン産生腺腫（通常，片側性）もしくは両側副腎過形成（特発性アルドステロン症）です。PAは難治性の高血圧に加えて，典型例では低K血症や代謝性アルカローシスを示します。近年，PAの発見率が格段に上がってきています。この理由は血漿レニン活性と血漿アルドステロン濃度測定が広く行われるようになったことによります。高血圧の患者のうち，①低K血症を伴う場合，②若年の高血圧，③Ⅱ度以上（160/100mmHg以上）の高血圧，④治療抵抗性（3剤以上の降圧薬使用でもコントロール不良）の場合はPAの可能性があり，積極的に血漿レニン活性と血漿アルドステロン濃度を測定します。検査結果が，血漿アルドステロン濃度/血漿レニン活性の比が200以上，かつ血漿アルドステロン濃度120pg/mL以上の場合にはPAを疑い，精密検査をすることになります。PAの治療は，片側病変の場合，腹腔鏡下副腎摘出術の適応となり，高血圧の改善や治癒が期待できます。両側病変や根治手術の希望がない例の場合でもMR拮抗薬による薬物治療により，他の降圧薬で難治だった高血圧と低K血症の治療が可能です。

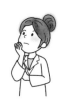

12〉CK

　3年前から近医の内科クリニックで高血圧，糖尿病，高中性脂肪血症の治療のため処方されている。2年前に急性心筋梗塞で入院して冠動脈内ステント療法を施行された。本日いつものように来局されたが，内科クリニック医師から「血圧や糖尿病の状態は変わらないですが，血液検査でCKが上昇しています。」と言われたとのことで気にされているご様子だった。

患者背景

58歳男性　身長168cm　体重83kg　腹囲90cm　来局時血圧142/90mmHg
病歴：高血圧症，2型糖尿病，高中性脂肪血症（いずれも55歳）。陳旧性心筋梗塞（56歳）
喫煙歴：なし　　サプリメント等の摂取：なし

患者から：外回りのため生活が不規則で夕食を深夜にとることが多いです。焼肉が好きで炭水化物の多い麺類で昼食，夕方の間食にも甘いものを食べます。体重は1年間で3kg増えました。

処方内容

Rp.1）タナトリル錠5（イミダプリル塩酸塩）	1回1錠（1日1錠）	
アーチスト錠（カルベジロール）10mg	1回1錠（1日1錠）	
ダイアート錠（アゾセミド）30mg	1回1錠（1日1錠）	
ジャディアンス錠（エンパグリフロジン）10mg	1回1錠（1日1錠）	
セララ錠（エプレレノン）50mg	1回1錠（1日1錠）	
プラビックス錠（クロピドグレル硫酸塩）75mg	1回1錠（1日1錠）	
1日1回　朝食後	28日分	
Rp.2）パルモディア錠（ペマフィブラート）0.1mg	1回1錠（1日2錠）	
1日2回　朝・夕食後	28日分	

臨床検査値

項目	単位	結果	項目	単位	結果	項目	単位	結果
WBC	/μL	7400	ALP	U/L	89	Alb	g/dL	4.2
RBC	×10⁴/μL	467	γ-GT	U/L	45	TC	mg/dL	165
Hb	g/dL	14.7	ChE	U/L	631	LDL-C	mg/dL	80
Ht	%	46	CK	mg/dL	789	HDL-C	mg/dL	31
PLT	×10⁴/μL	19.5	T-Bil	mg/dL	0.6	TG	mg/dL	240
PT	%	84	BUN	mg/dL	12	GLU	mg/dL	129
AST	U/L	28	Cre	mg/dL	0.79	HbA1c	%	7.3
ALT	U/L	27	UA	mg/dL	4.2	CRP	mg/dL	0.08
LDH	U/L	211	TP	g/dL	7.4			

尿蛋白(−)　尿潜血(−)　尿糖(+)

項目	単位	結果
CK-MB	mg/dL	28
CK-MM	mg/dL	705
CK-BB	mg/d	0

項目	単位	結果	基準値
心筋トロポニン-I	ng/dL	0.02	0.034以下
TSH	μIU/mL	2.25	0.5〜5.0
FT4	ng/dL	1.2	0.9〜1.7
FT3	pg/mL	3.4	2.3〜4.0

問題 ✏

 Q1 検査データから読み取れる内容として誤っているものはどれか。2つ選べ。

- a．高コレステロール血症である
- b．高尿酸血症である
- c．高中性脂肪血症である
- d．CKは高値である
- e．血糖値とHbA1cから糖尿病である

Q2 この時点で最近の生活について患者に質問する必要がないものはどれか。

- a．飲酒
- b．筋肉疾患の家族歴
- c．筋肉トレーニング
- d．サプリメントの摂取
- e．スタチン内服

Q3 このCKの持続上昇で懸念される疾患で誤っているものはどれか。

- a．悪性高熱の保因者
- b．筋ジストロフィー
- c．多発性筋炎
- d．横紋筋融解症
- e．甲状腺機能亢進症

❖ 正解 ❖

12〉 CK

A1　a．高コレステロール血症である　　b．高尿酸血症である
A2　a．飲酒
A3　e．甲状腺機能亢進症

解説

①検査値のプロブレムを整理する

#1 CK高値
#2 TG高値，HDL低値
#3 血糖値軽度高値（HbA1cは7.3）

②プロブレムの意味を読み取る

#1 CK値は789mg/dLと上昇しています。CKは骨格筋，心筋からの逸脱で上昇します。また大きな脳損傷でも一過性に上昇します。本症例では陳旧性心筋梗塞でカテーテル治療の既往がありますので，心筋由来のCK上昇か否かは気になります。CKのどの分画が上昇しているのかアイソザイムを測定することで特定が可能です。骨格筋の障害があるとMM分画が主に上昇し，心筋梗塞などですとMB分画が上昇します。総CKに占めるMB分画が10%以上になると心筋の障害を疑います。

#2 LDL-Cが正常でTGの上昇を認める場合は，リポ蛋白のVLDLかカイロミクロンの増加を考えます。ただし，カイロミクロンの上昇時はTGが1000mg/dL異常となることが多いので，本症例ではVLDLの異化異常の可能性が高いです。HDL低下はVLDLの異化異常に伴いやすく，メタボリックシンドロームによくみられます。この患者は高血圧，肥満（BMI 29.4，腹囲90cm）も伴いますのでメタボリックシンドロームと考えられます。

#3 これらの数値は，本症例の現病歴や血糖降下薬が処方されていることから2型糖尿病が原因と考えられます。HbA1cが7%を越えていますので糖尿病コントロール不良と判断できます。

③病態を読み込む

●CK異常精査のために本症例ではアイソザイムを計測しています。CK-MM；705mg/dL，CK-MB；28mg/dL，CK-BB；0％，トロポニンⅠ；0.02ng/dLでした。CK-MBも全体の10％以上の上昇ではなく，CK-BB分画も0％であり，CK-MM分画がほとんどを占めていることから，骨格筋由来と考えられます。

●①日常生活で最もCKの値に影響が出るのは運動です。軽い運動でもCKの値は数倍に増加し，数日間その影響が残ることがあります。②次に薬剤性を考えます。スタチンはCK上昇頻度が高いですが，本症例ではスタチンは内服していません。③筋肉痛がないか確認します。横紋筋融解症ほか多くの筋疾患でみられます。④筋肉注射を行うとCKが高くなります。⑤甲状腺機能低下症でCKが上昇することが知られています。

●甲状腺機能低下症でCKのクリアランスが減少した状態になるからですが，本症例はTSHやFT4などは正常で，甲状腺機能に異常はありませんでした。またCK上昇の明らかな原因がない特発性高CK血症も知られています。

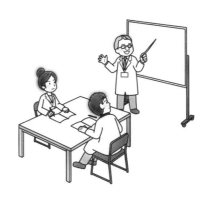

④薬剤師の考察

　この患者は薬剤による副作用の可能性を低いと考えますが，以下の点は確認します。

▶薬剤，サプリメントの服用歴は確認しましょう。本症例ではスタチンの内服はしていません。他の薬剤やサプリメントを服用していないか，CKが増加する原因になっていないか調べる必要があります。

▶最近の運動歴を確認します。運動でのCPK上昇は，運動量や個人の運動習慣の有無により異なりますが，日常運動を行っている人のCPK値は運動負荷後の上昇が早く（8～24時間）みられ，その上昇の程度は小さく，運動習慣のない人では負荷後1～3日でピークを示し，その上昇は大きいと言われています。この患者はメタボリックシンドロームですのでカロリー制限，減塩に加えて，適切な運動療法を組み合わせた生活習慣の是正の指導を行う必要性があります。

▶骨格筋疾患の診断は医師に任せますが，筋肉の病気は家族に同様の病気があることもあるので，血縁者で筋肉疾患がないか確認はしてもよいでしょう。

▶こむら返りについても聞いておきましょう。頻度が多いとCK値に影響することもあります。本人は気にしていないことが多いのでこちらから質問してみましょう。

Follow up ▶

　CK上昇には一過性のものと持続性のものがあります。本症例が一過性なら，CK-MM分画上昇ですのでCK上昇は骨格筋由来であまり深刻ではない原因によると考えられます。薬剤師としてはCK値に加え，①運動との関係，②最近開始した薬，サプリメントとの関係，③こむら返りの頻度との関係に気をとめてフォローしましょう。一方，持続するCK上昇であったなら，①筋疾患，②甲状腺機能低下，③悪性高熱の保因者，④免疫グロブリンと結合したマクロCKなどがあります。精査は医師にお任せして，薬剤師としては薬やサプリメントとの関係を念のため確認します。

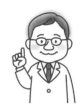

疾患の知識　薬剤性ミオパチー

　筋疾患(ミオパチー)とは，病変の主座が骨格筋にある疾患です。大きく分けると遺伝性筋疾患と非遺伝性筋疾患があります。遺伝性のものには，筋ジストロフィー(筋繊維の活発な壊死・再生を特徴とする筋疾患)など多くの種類の疾患があります。遺伝性筋疾患の多くはゆっくりと進行し，筋肉の痩せが徐々に目立っていきます。非遺伝性筋疾患には，炎症性ミオパチー(「筋炎」とも呼ばれ，多発性筋炎などがある)，内分泌性ミオパチー(甲状腺機能低下などによる)，薬剤性ミオパチーなどがあります。筋疾患の多くは近位筋がおかされることが多く，立ち上がり動作などの異常を認めます。

　薬剤性ミオパチーは，薬剤投与中に生じる近位筋(体幹に近い骨格筋)優位の筋力低下，易疲労性や筋痛などの症状をさまざまな程度で来すミオパチーです。起因する薬物や症状の特徴で以下のように分類されています。①ステロイドミオパチーは副腎皮質ステロイド投与によるミオパチーです。高用量のステロイド内服やステロイドパルス療法を行った後に生じやすく，長期投与によっても生じることがあります。通常は筋痛を伴いません。②低カリウム性ミオパチーは利尿薬，甘草など低K血症を来す薬物が原因となります。血清Kが2mEq/L以下になるとミオパチーの頻度が上がり，脱力感が前面に出ます。③壊死性ミオパチーはスタチンやフィブラートにより起こり，④炎症性ミオパチーはD-ペニシラミンやプロカインアミドなどで起こります。壊死性ミオパチーや炎症性ミオパチーでは，筋痛や筋把握痛が症状として前面に出ます。低カリウム性ミオパチー，壊死性ミオパチー，炎症性ミオパチーではCKの上昇を認めますが，ステロイドミオパチーでは血中CKは上昇しません。スタチン誘発性ミオパチーは，発症頻度はきわめて稀ですが，スタチン内服開始直後から，開始して数年を経て発症することもあります。スタチン内服中の筋痛や筋把握痛などがあり，CK上昇を伴う場合は疑います。患者血清中にHMG-CoARに対する自己抗体が検出されることが知られています。

13 BNP

　3年前に心サルコイドーシスの診断を受け近所の循環器内科クリニックを通院中で，当薬局はかかりつけである。内服治療を受け特に自覚症状はなく，昨年の血液検査ではBNPは基準値内であった。2カ月前から労作時に少し呼吸困難が出現するようになり2kgの体重増加と下腿浮腫もみられた。このときBNP値98pg/mLだったが本日266pg/mLとさらに上昇しており，胸部レントゲン写真で心陰影の拡大が指摘されたとのこと。医師から今回薬を1つ新薬に変えると言われた。

患者背景

59歳女性　身長168cm　体重62kg（1カ月で2kg増加）　来局時血圧132/80mmHg
病歴：痛風の指摘なし。不眠症（眠剤内服）。
喫煙歴：なし　　飲酒歴：なし　　サプリメント等の摂取：なし
患者から：専業主婦です。麺類が好物で昼食，夕方の間食にも食べます。自覚症状は強くはないのですが，少しずつBNPが上昇していることが心配です。

処方内容

Rp.1）タナトリル錠5（イミダプリル塩酸塩）	1回1錠（1日1錠）	
アーチスト錠（カルベジロール）2.5mg	1回1錠（1日1錠）	
ダイアート錠（アゾセミド）30mg	1回1錠（1日1錠）	
ジャヌビア錠（シタグリプチンリン酸塩水和物）50mg	1回1錠（1日1錠）	
セララ錠（エプレレノン）50mg	1回1錠（1日1錠）	
プレドニン錠（プレドニゾロン）5mg	1回2錠（1日2錠）	
フェブリク錠（フェブキソスタット）10mg	1回1錠（1日1錠）	
1日1回　朝食後	14日分	
Rp.2）エンレスト錠（サクビトリルバルサルタンナトリウム水和物）50mg	1回1錠（1日2錠）	
1日2回　朝・夕食後	14日分	

※Rp.1）は従来の処方。本日からRp.1）のタナトリルの代わりにエンレストが開始となった。

臨床検査値（空腹時）

項目	単位	結果	項目	単位	結果	項目	単位	結果
WBC	/μL	5470	ALP	U/L	89	Alb	g/dL	3.9
RBC	×10⁴/μL	499	γ-GT	U/L	45	TC	mg/dL	171
Hb	g/dL	15.6	ChE	U/L	431	LDL-C	mg/dL	91
Ht	%	25.6	T-Bil	mg/dL	0.7	HDL-C	mg/dL	64
PLT	×10⁴/μL	24.5	BNP	pg/dL	268	TG	mg/dL	132
PT	秒	11.9	BUN	mg/dL	19	GLU	mg/dL	137
AST	U/L	39	Cre	mg/dL	0.91	HbA1c	%	6.6
ALT	U/L	26	UA	mg/dL	8.6	CRP	mg/dL	0.07
LDH	U/L	169	TP	g/dL	7.1			

尿蛋白（−）　尿潜血（−）　尿糖（＋）

 問題

Q1 検査データから読み取れる内容として正しいものはどれか。すべて選べ。

a．高尿酸血症である　　　　　　b．高コレステロール血症である
c．BNP が上昇している　　　　　d．慢性腎臓病である
e．血糖，HbA1c が上昇している

Q2 この時点で患者に勧めることで心機能改善に<u>有効性が低い</u>ものはどれか。2つ選べ。

a．不規則な生活の改善　　　　　b．飲水を増やす
c．ジムでの筋肉トレーニング　　d．毎日30分のウォーキング
e．塩分摂食を減らす

Q3 BNP上昇に関連して注意すべき所見として<u>誤っている</u>ものはどれか。

a．顔面浮腫　　　　　b．労作時呼吸困難　　　　c．尿量減少
d．頸静脈怒張　　　　e．体重増加

≪ 正解 ≫
13〉 BNP

> **A1**　a．高尿酸血症である　　c．BNP が上昇している
> 　　　　e．血糖，HbA1c が上昇している
> **A2**　b．飲水を増やす　　c．ジムでの筋肉トレーニング
> **A3**　a．顔面浮腫

解説

①検査値のプロブレムを整理する

#1 BNP高値
#2 血糖，HbA1c高値
#3 UA高値

②プロブレムの意味を読み取る

#1 本症例は心サルコイドーシスと診断されており，2カ月前から心不全に矛盾しない症状とBNP上昇がみられています。本日の検査ではBNPはさらに上昇しており，心不全が増悪している可能性が高いようです。

#2 空腹時血糖126mg/dL以上（随時血糖なら200mg/dL以上），HbA1c 6.5%以上なら，糖尿病型と考えられます。シタグリプチンリンを内服していますので糖尿病と診断されているようです。サルコイドーシスの治療にプレドニゾロンが使われているようです。副腎皮質ステロイドは血糖値を上昇させる（特に食後血糖）ことがあります。

#3 尿酸値7.0mg/dL以上の場合は高尿酸血症といいます。痛風の既往がない場合は7.0mg/dLでは薬物治療はしません。本症例は慢性心不全を有する患者ですので8.0mg/dL以上なら薬物治療が必要です。フェブリクで治療していますが尿酸は8.6mg/dLで効果不十分です。尿酸クリアランスを確認して薬物の変更が必要かもしれません。

③病態を読み込む

●心サルコイドーシスは,「全身(肺病変の頻度は高い)に乾酪壊死を伴わない類上皮細胞肉芽腫を来す疾患である」サルコイドーシスによる二次性心筋症の1つになります。心不全や房室ブロックなどの不整脈を来すことがあります。

●本症例は経過から考えて,心サルコイドーシスにより慢性に経過している心不全(慢性心不全)です。慢性心不全とは「慢性の心筋障害により心臓のポンプ機能が低下し,末梢主要臓器の酸素需要量に見合うだけの血液量を絶対的にまた相対的に拍出できない状態であり,肺,体静脈系または両系にうっ血を来たし日常生活に障害を生じた病態」と定義すると記載されています[1]。夜間および労作時呼吸困難,尿量減少,顔面よりはまず四肢の浮腫等の症状の出現により生活の質的に低下します[2]。心不全の血液検査であるBNPは心筋に負担がかかると上昇します。

●今回,心不全の治療薬としてはβ遮断薬,ACE阻害薬,抗アルドステロン薬,ループス利尿薬等をすでに多剤内服しています。心不全が増悪していると診断されたため,今回さらにエンレストが追加されたようです。

④薬剤師の考察

　この患者は心サルコイドーシス治療のため,プレドニンを継続して内服する必要があります。プレドニン副作用監視に注意が必要です。糖尿病を有していますので,血糖値特に食後高血糖にも注意しなければなりません。

▶今回,心不全の増悪がありそうでエンレストが追加されました。エンレストはネプリライシン阻害薬であるサクビトリルと,アンジオテンシン受容体拮抗薬(ARB)であるバルサルタンを1:1のモル比で含有する薬物です。現在50mg×2回で開始しましたが,忍容性が認められる場合は200mg×2回まで増量可能です。用法・用量がますます煩雑になりますので服薬指導が必要かもしれません。

▶エンレストはBNPを上昇させることが知られています。このため,現時点ではBNPに代わり変動が少ないNT-ProBNPによる経過観察が推奨されています。

Follow up ▶

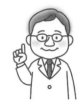

　この患者は心臓のサルコイドーシスに起因する心不全の方で，ステージはBからCに進行していそうです（疾患の知識を参照）。今後，いろいろな治療介入が必要になりそうです。薬剤師としては，心不全のフォローアップにはBNP上昇に加え，体重の変化，自覚症状（呼吸困難感）が参考になります。また，この患者はネプリライシン阻害薬が開始になりました。ネプリライシン阻害薬の影響でBNPは修飾（上昇する）を受けます。そのため，主治医はNT-proBNPでフォローする可能性があります。NT-proBNPは軽度の腎機能低下でも影響を受けることにも注意が必要です。

文献
1）日本循環器学会：慢性心不全治療ガイドライン（2010年改訂版）．3，2013
2）日本循環器学会／日本心不全学会合同ガイドライン：急性・慢性心不全診療ガイドライン（2017年改訂版）．10-11，2018

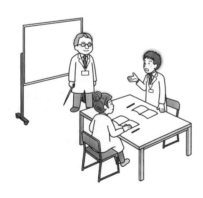

疾患の知識　心不全

　日常臨床における「心不全」の捉え方が変化しています。従来から「心不全」は経過から「急性心不全」（急速に心ポンプ機能の代償機転が破綻し，心室拡張末期圧の上昇や主要臓器への灌流不全をきたし，それに基づく症状や徴候が急性に出現，あるいは悪化した病態）と「慢性心不全」（慢性の心ポンプ失調により肺および／または体静脈系のうっ血や組織の低灌流が継続し，日常生活に支障をきたしている病態）を区別して定義付けられています。この区別は今も重要ですが，明らかな症状や兆候が出る前からの早期治療介入の有用性が確認されている今日では，この急性・慢性の分類の重要性は薄れてきました。現在の「心不全」の定義は，「なんらかの心臓機能障害，すなわち，心臓に器質的および／あるいは機能的異常が生じて心ポンプ機能の代償機転が破綻した結果，呼吸困難・倦怠感や浮腫が出現し，それに伴い運動耐容能が低下する臨床症候群」となっています。心不全は症状が出現するまでに年余にわたる相当の時間を経ていることが大部分ですので，心不全の進行度を図のようにステージAからDまでの4段階に分類しています。ステージAとBは心不全のリスクステージで，CとDが症候性心不全にあたります。「急性心不全」と「慢性心不全」はステージのC，Dにおける症状の起こり方と捉えるとよいと思われます。

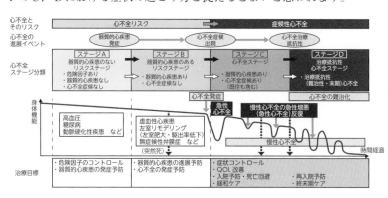

図　心不全とそのリスクの進展ステージ

（厚生労働省　脳卒中，心臓病その他の循環器病に係る診療提供体制の在り方に関する検討会：脳卒中，心臓病その他の循環器病に係る診療提供体制の在り方について（平成29年7月），35. を一部改変）

14 AMY

　3年前から糖尿病の治療で近所の内科クリニックに通院し，当局がかかりつけ薬局となっている患者である。食事療法をがんばっていたが2カ月前に空腹時血糖158mg/dL，HbA1cが7.8％まで上がってきたので血糖降下薬の内服が開始となった。血糖コントロール自体は血糖降下薬を開始後は良好であったが，診察時に主治医から「血糖コントロールは良好ですが血糖値以外にもアミラーゼが基準値を外れているので，明後日，腹部超音波検査をしましょう。」と言われ，大きな病気ではないかと心配とのこと。

患者背景

68歳男性　身長170cm　体重75kg　来局時血圧124/72mmHg　体温35.8℃
病歴：2型糖尿病（65歳）にて内科に通院。顎関節症（68歳）にて歯科に通院。
喫煙歴：なし　　飲酒歴：1年前から禁酒　　サプリメント等の摂取：なし
患者から：食事に気をつけているが体重は減りません。薬を飲み始めて血糖値は良くなっているみたいですけど，他の検査値が悪いらしく通院の間隔が狭くなってしまいました。顎関節症のため顎のマッサージを受けています。特に症状はないです。

処方内容

Rp.1）ジャヌビア錠（シタグリプチンリン酸塩水和物）50mg　　　1回1錠（1日1錠）
　　　1日1回　朝食後　　　　　　　　　　　　　　　　28日分

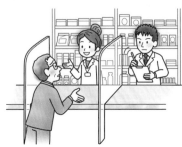

臨床検査値（食後5時間）

項 目	単 位	結 果	項 目	単 位	結 果	項 目	単 位	結 果
WBC	/μL	4500	ALT	U/L	18	TP	g/dL	6.8
Neut	%	68.8	LDH	U/L	198	Alb	g/dL	4.0
LYMP	%	21.3	ALP	U/L	100	TC	mg/dL	159
MONO	%	7.7	γ-GT	U/L	27	LDL-C	mg/dL	98
EOS	%	1.8	ChE	U/L	230	HDL-C	mg/dL	45
BASO	%	0.4	T-Bil	mg/dL	0.3	TG	mg/dL	83
Hb	g/dL	14.1	AMY	U/L	282	GLU	mg/dL	135
PLT	×10⁴/μL	24.8	BUN	mg/dL	18	HbA1c	%	6.8
AST	U/L	23	Cre	mg/dL	0.73	CRP	mg/dL	0.07

尿蛋白（－）　尿潜血（－）　尿糖（＋）

問題 ✏️

Q1 検査データから読み取れる内容として誤っているものはどれか。すべて選べ。

- a．ただちに入院が必要である
- b．腎機能は正常と考えられる
- c．糖尿病のコントロールは良好である
- d．AMY 高値であり急性膵炎と考えられる
- e．胆道系酵素が正常であり胆嚢炎の可能性は低い

Q2 本症例において，AMY 上昇と関連性が否定できないと思われるものはどれか。2つ選べ。

- a．血糖降下薬による急性膵炎
- b．ムンプスによる耳下腺炎
- c．胆石による急性膵炎
- d．唾液腺の刺激
- e．膵がんの発生

Q3 この時点で薬剤師として適切な対応として正しいものはどれか。

- a．専門病院への転院を勧める
- b．血糖降下薬の休薬を主治医に提案する
- c．顎関節マッサージを止めるように勧める
- d．自己血糖測定を行うよう主治医に依頼する
- e．自覚症状がなければ明後日の検査まで待っていればよいと説明する

◁◁ 正解 ▷▷
14〉 **AMY**

> **A1**　a．ただちに入院が必要である
> 　　　d．AMY 高値であり急性膵炎と考えられる
> **A2**　d．唾液腺の刺激　　e．膵がんの発生
> **A3**　e．自覚症状がなければ明後日の検査まで待っていればよいと
> 　　　説明する

解 説

①検査値のプロブレムを整理する

#1 AMY高値
#2 血糖値，HbA1c軽度上昇
#3 尿糖陽性

②プロブレムの意味を読み取る

#1 血清アミラーゼの上昇がみられます。基準値は44〜132IUですので基準値上限の約2.1倍です。AMYが上昇する疾患としては，①強い腹痛を伴う疾患：膵疾患（膵炎，膵臓がん）や急性腹症を来す消化器疾患の一部（胆嚢炎，イレウス，消化管穿孔），卵管妊娠破裂，②腹痛を伴わない疾患：唾液腺疾患，腎不全，マクロアミラーゼ血症，糖尿病性ケトアシドーシスなどが考えられます。

#2 **#3** 血糖値，HbA1cともに軽度上昇していますがインクレチン製剤であるシタグリプチン投与開始して，HbA1cもよく下がっています。おおむね治療目標に到達していると考えられます。尿糖陽性は採血する数時間前に高血糖があった可能性を示しています。

③病態を読み込む

●AMY高値となる疾患には緊急性の高い腹痛を伴う急性膵炎や胆管胆嚢炎，イレウスがあります。この患者は腹部症状を認めませんので可能性は高くないかもしれませんが，まず可能性を否定すべき疾患です。急性膵炎については腹痛を伴わず，CRPやWBC等の他の炎症マーカーに異常値がみられないことから可能性は低いと考えられます。同様に胆管胆嚢炎の可能性も，腹痛や発熱がなくT-BilやALP，γ-GTPなどの胆道系マーカーに異常値がみられないことから否定的です。イレウスについては嘔吐や腹部膨満感などの自覚症状がないために否定的です。

●腎不全ではアミラーゼの尿中排泄低下により血中アミラーゼが上昇しますが，この患者のeGFRを計算すると81.5mL/min/1.73㎡となり腎臓からの排泄低下も否定的です。

●マクロアミラーゼとは免疫グロブリン結合アミラーゼのことで，分子サイズが大きくなり尿中排泄が低下して高アミラーゼ血症となります。アミラーゼアイソザイムを検査すると同定できます。

●唾液腺疾患では，ムンプスは自覚症状がないことから否定的です。患者背景のなかで気になる点があります。顎関節症の存在です。ヒアリングによる情報から顎関節症に対して定期的なマッサージを受けていることが読み取れますが，唾液腺型（S型）のアミラーゼは外傷や歯科処置，気管挿管などの侵襲により軽度上昇を示すことがあります。

●血糖値，HbA1cの急速な増悪時に膵がんが見つかることはよくあります。糖尿病は膵がん発生のリスクファクターと知られています。自覚症状が乏しいAMY上昇でも念頭に置かなければなりません。

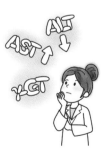

④薬剤師の考察

　この患者のAMY上昇の原因は顎関節のマッサージ，膵がんの発生の可能性が考えられます。患者には内科クリニックの主治医の先生に顎関節のマッサージを受けていることを話したか確認しましょう。

▶膵がんについては画像検索や腫瘍マーカーの測定が考えられますので，内科の医師は腹部超音波検査を行う予定とのこと，検索を開始しているかもしれません。

▶また，薬剤師としては血糖降下薬による急性膵炎の可能性について留意する必要があります。DPP-4阻害薬については急性膵炎の副作用が報告されており，添付文書上も注意喚起がなされています。内科クリニックへの情報提供も必要でしょう。

Follow up ▶

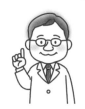

　AMYの上昇は，加療の必要がないものから深刻な疾患までさまざまです。急性膵炎や膵がん，胆嚢炎，イレウスなどの生命に関わる深刻な疾患を見逃さないことが必要です。腹痛や嘔吐，黄疸，発熱などの自覚症状の有無や肝機能，血糖値の変動などに注目します。糖尿病の方で急な血糖上昇がAMYの上昇に伴っていると，膵がんの発生がみられることもあります。本症例のような自覚症状に乏しい軽度のAMYは薬局でもよく見かけると思います。AMY上昇が一過性なら大きな問題はないかもしれませんが，持続する場合には，①腎機能に問題はないか，②血糖，肝機能の変動（膵がんの発生と関連），③薬剤性の可能性，などに注目しフォローします。

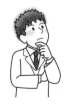

疾患の知識　膵管内乳頭粘液性腫瘍(IPMN)

　膵臓がんの早期発見は他の消化器がんに比べ困難とされていますが，高アミラーゼ血症や膵管内乳頭粘液性腫瘍(IPMN)を有する患者は膵臓がんのリスクが高いことが明らかとなり，これらの患者の厳重フォローで早期発見の可能性が上がることが期待されています。IPMNは，「膵管内に発生した乳頭状に発育し多量の粘液を産生する上皮性腫瘍」です。病変の起こる場所により主膵管型，分枝膵管型，混合型に分かれます。IPMNでは，自身が産生する粘液により，主膵管および分枝膵管は肉眼的に拡張します。拡張した膵管内面に種々の乳頭状構造および異型を呈する腫瘍性上皮の増生がみられます。増殖した腫瘍の多くは腺腫ですが，一部の症例で腺腫の一部が上皮内がんとなることを経て浸潤がんとなることが知られています。腺がんに進行した場合でも，通常型膵がんに比して緩徐に発育します。がん化の率は主膵管型で高く，サイズが大きいほど高いとされています。粘液の多量産生により膵液のうっ滞を来し，急性膵炎や膵実質の萎縮を伴う閉塞性慢性膵炎を引き起こすこともあります。IPMNは5％前後で通常型膵がんを合併することが知られていますので，一度でもIPMNと診断された場合は厳重なフォローアップが必要です。診断やフォローアップは腹部超音波検査，CT，MR胆管膵管造影(MRCP)が重要です。IPMNは緩徐な発育を示すため，原則的に腺がんが切除，腺腫であれば経過観察でよいとされています。一般的に，IPMNは予後のよい膵腫瘍で，5年生存率は腺腫～非浸潤がんなら90％以上，浸潤がんでも60％程度とされています。

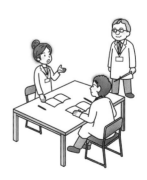

15 TC, LDL-C, HDL-C

CASE 15

　市立病院の糖尿病外来に通院中（1カ月前に初診，本日2度目の受診）の患者である。1カ月前から当薬局に来られている。3年前から健康診断で血糖値が高めと言われていたが放置していたとのこと。2カ月前から易疲労感がみられたため，かかりつけのクリニックを受診したところ，血糖とHbA1cの高値を指摘され，先月から糖尿病外来を紹介された。本日は受診日だった。

| 患者背景

50歳男性　身長170cm　体重79kg（1カ月前83kg）　来局時血圧123/68mmHg

喫煙歴：30本/日（30年）　　飲酒歴：なし　　サプリメント等の摂取：なし

既往歴：急性糸球体腎炎（小児期）

患者から：微糖コーヒーをよく飲み，夜食にラーメンを食べることが多いです。医師からは，「インスリン治療も考慮せねばならないが，食事と運動もがんばることを前提に，まず内服薬で開始しましょう。」と言われました。1カ月間運動もがんばってきました。禁煙外来の受診も考えています。

| 処方内容

Rp.1）ジャヌビア錠（シタグリプチンリン酸塩水和物）50mg　　1回1錠（1日1錠）

　　　　1日1回　朝食後　　　　　　　　　　　　　　　28日分

Rp.2）リバロ錠（ピタバスタチンカルシウム）1mg　　1回1錠（1日1錠）

　　　　1日1回　夕食後　　　　　　　　　　　　　　　28日分

※お薬手帳から過去の処方歴はなく，先月からジャヌビア錠が，本日からリバロ錠が開始となっている。

｜ 臨床検査値

1カ月前の検査結果（朝食後4時間）

項目	単位	結果	項目	単位	結果	項目	単位	結果
WBC	/μL	8900	AST	U/L	27	Alb	g/dL	4.4
Neut	%	52.5	ALT	U/L	44	TC	mg/dL	272
LYMP	%	39.5	LDH	U/L	180	LDL-C	mg/dL	187
MONO	%	5	ALP	U/L	96	HDL-C	mg/dL	44
EOS	%	2.1	γ-GT	U/L	59	TG	mg/dL	206
BASO	%	0.9	T-Bil	mg/dL	0.5	GLU	mg/dL	214
Hb	g/dL	16.7	BUN	mg/dL	21	HbA1c	%	11.7
PLT	×10⁴/μL	24.6	Cre	mg/dL	0.87	CRP	mg/dL	0.43

尿蛋白（±）　尿潜血（−）　尿糖（3＋）

本日の検査結果（空腹時）

項目	単位	結果	項目	単位	結果	項目	単位	結果
WBC	/μL	7800	AST	U/L	20	Alb	g/dL	4.1
Neut	%	61	ALT	U/L	35	TC	mg/dL	255
LYMP	%	30.5	LDH	U/L	148	LDL-C	mg/dL	183
MONO	%	5.7	ALP	U/L	77	HDL-C	mg/dL	39
EOS	%	2.2	γ-GT	U/L	55	TG	mg/dL	166
BASO	%	0.6	T-Bil	mg/dL	0.6	GLU	mg/dL	124
Hb	g/dL	16	BUN	mg/dL	14	HbA1c	%	10.6
PLT	×10⁴/μL	20.3	Cre	mg/dL	0.89			

尿蛋白（−）　尿潜血（−）　尿糖（−）

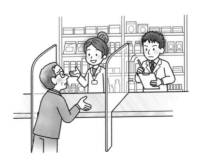

15 TC, LDL-C, HDL-C

問題 ✏️

Q1 1カ月前の検査データから読み取れる内容として正しいものはどれか。すべて選べ。

a. 糖尿病である
b. 慢性腎臓病である
c. 明らかな胆汁うっ滞がある
d. 高TG血症である
e. 高LDLコレステロール血症である

Q2 患者の生活習慣の改善としてあまり<u>有効でない</u>ものはどれか。2つ選べ。

a. 禁煙する
b. 果物をたくさん摂取する
c. 微糖コーヒー摂取をやめる
d. 食事の回数を1日1回に減らす
e. ウォーキングや水泳などの有酸素運動を始める

Q3 この患者にスタチンを用いないことにより懸念されることはどれか。

a. 心筋梗塞
b. 慢性腎不全
c. 糖尿病悪化
d. 糖尿病性網膜症の悪化
e. 非アルコール性脂肪性肝炎

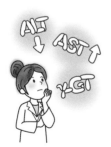

NOTE

◁ 正解 ▷
15〉 TC，LDL-C，HDL-C

A1　a．糖尿病である　　d．高 TG 血症である

　　　　e．高 LDL コレステロール血症である

A2　b．果物をたくさん摂取する

　　　　d．食事の回数を 1 日 1 回に減らす

A3　a．心筋梗塞

解 説

①検査値のプロブレムを整理する

#1 GLU，HbA1c高値，尿糖陽性

#2 TC，LDL-C，TG高値

#3 ALT高値

②プロブレムの意味を読み取る

#1 GLU，HbA1cの異常から高血糖が持続している糖代謝異常が考えられます。1 カ月前のデータは随時血糖値（200mg/dL 以上），HbA1cとも糖尿病型です。尿糖も陽性で，採血前はさらに高血糖があった可能性があります。本日の採血は空腹時で前回とは条件が異なりますが，血糖値は下がっています。HbA1cは 1 カ月で1.1%低下しており順調な低下です。

#2 脂質異常症は，LDL-Cが140mg/dL 以上の「高LDLコレステロール血症」，HDL-Cが40mg/dL 未満の「低HDLコレステロール血症」，TGが150mg/dL 以上の「高中性脂肪血症（高TG血症）」に分類されますので，「高LDLコレステロール血症」，「高TG血症」が該当します。この患者は，体格，脂質異常症，高血糖からメタボリックシンドロームの存在が考えられます。メタボリックシンドロームでは高LDLコレステロール血症は目立ちませんが，この患者はかなり目立ちます。

#3 ASTは正常値ですが，ALTは若干高値です。AST/ALT比を算出すると約0.6です。AST/ALT＜1 であることから，（線維化の進んでいない）

慢性肝炎，脂肪肝などが考えられます。

③病態を読み込む

●転院して1カ月のTGは低下していますがTC, LDL-Cの低下はありません。動脈硬化のリスクを総合的に判断するのに用いるnon-HDL-C（TCからHDLを引いたコレステロール量）は，本日の検査値から，219−39＝180です。これは基準値（150〜169mg/dL）を超えており，動脈硬化のリスクはまだ高いと考えられます。糖尿病の患者は動脈硬化のリスクが高いためLDL-Cの積極的コントロールが求められます。本日リバロ開始になったようです。

●GLU, HbA1cは改善傾向にあります。HbA1cは最近2カ月の血糖を反映しますので，この患者の血糖値は非常に良くなっているようです。ジャヌビア錠による効果に加え，生活習慣の改善の効果が上がっているようです。

●AST/ALT＜1であることから慢性肝炎,非アルコール性脂肪肝（NAFLD）などが考えられますが，この患者はBMIが初診時28.7（本日約27.3）と肥満であり，飲酒歴がないことから，NAFLDの可能性が考えられます。肥満や2型糖尿病, 脂質異常症（高TG血症）などをもつ患者はインスリン抵抗性などを背景にして脂肪肝になりやすいことが知られています。

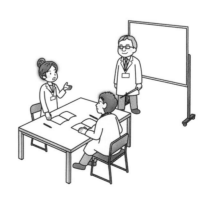

④薬剤師の考察

　この患者は，1カ月前からDPP-4阻害薬による糖尿病治療と本日からスタチンによる脂質異常症治療が始まっています。今後も糖尿病のコントロール脂質異常の薬物治療に加え，生活習慣の改善も必要です。

▶GLU，HbA1cの検査値の推移から糖尿病の程度を，TG，LDL-Cなどから脂質異常症の程度を確認しましょう。

▶この事例での通院開始1カ月時点では生活習慣に対して意識をしているようです。この患者は50代であり働き盛りです。2型糖尿病患者において，服薬状況，生活スタイル・性格などが起因して残薬が発生する報告もあり[1]，糖尿病患者の通院中断に関連する要因として「通院の時間が合わない」ことは上位にきます[2]。現時点では生活改善が始まっていますので，今後もアドヒアランスを維持できるかをサポートしてあげることが必要です。まずは，通院の継続，薬の服用を促してあげましょう。

Follow up ▶

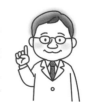

　糖尿病（2型と考えられる）に高脂血症（WHOのⅡb型）の合併がある患者です。血糖，HbA1c，TG低下は糖尿病治療，減量の効果として改善します。この患者も1カ月の生活習慣改善，服薬により，血糖値，TGは改善傾向にありますがLDL-Cの低下が乏しくスタチンが開始になっています。LDL-Cの目標は，糖尿病の患者なら120mg/dL以下を目標にします。今後，GLU，HbA1c，LDL-C，TGの効果をみましょう。また，合併しているであろうNAFLDが体重減少とともに改善してくると，ALTが低下しますのであわせてフォローします。

文献

1）寺内康夫 他：経口治療薬服薬中の2型糖尿病患者の残薬に関する調査―残薬有無に影響する要因分析―．薬理と治療 45(11)：1763-1773, 2017
2）樋上謙士 他：経口血糖降下薬の服薬状況と週1回製剤に対する選好度の探索―糖尿病患者におけるアンケート調査から―．Progress in Medicine 36(10)：1415-1419, 2016

15 **TC，LDL-C，HDL-C**

疾患の知識　家族性高コレステロール血症

　家族性高コレステロール血症（FH）は、高LDLコレステロール血症が家系内に集積する常染色体遺伝性の疾患です。WHO分類ではIIa型（総コレステロール/LDL-Cが高値、TG正常）を示します。早発性冠動脈疾患と腱・皮膚黄色腫を高率に合併することを特徴とします。遺伝形式は、大部分のFHは常染色体優性遺伝性高コレステロール血症（ADH）で稀に常染色体劣性遺伝性高コレステロール血症（ARH）となります。ADHは低密度リポ蛋白受容体（LDLR）、アポ蛋白B、proprotein convertase subtilisin/kexin type9（PCSK9）の3種類の蛋白質をコードする遺伝子の変異が知られています（遺伝子変異が同定されたなかでは95%がLDLRの変異です）。FHのホモ接合体は100万人に1人の頻度でみられ、出生時からLDL-Cが著増しており、小児期から皮膚黄色腫、腱黄色腫、角膜輪などFHに特徴的病変を示し、全身の動脈硬化が進行します。総コレステロール値は600〜1200mg/dLに達し、未治療例は遅くとも30歳までに心筋梗塞を発症します。一方、ヘテロ接合体はより軽症ですが、少なくとも500人に1人の頻度と推定されます。総コレステロール値は350mg/dL前後で、20歳前後から角膜輪・腱黄色腫は出現し、早くて30歳代で冠動脈疾患を発症します。単一遺伝子疾患としては最も高頻度な疾患であるにもかかわらず、特にヘテロ接合体の発見率が低いのが問題とされています。成人FHヘテロ接合体の診断基準は、①LDL-C 180mg/dL以上、②腱黄色腫か皮膚結節性黄色腫をみる、③FHあるいは早発性冠動脈疾患（男性55歳未満、女性65歳未満）の家族歴、の2項目以上でFHヘテロ接合体と診断します。②、③の情報がない場合でも、LDL-Cが250mg/dL以上の場合はFHを強く疑う必要があります。成人FHヘテロ接合体はLDL-C 100mg/dL未満を目指して治療します。ヘテロ接合体ではスタチンを軸にエゼチミブ、PCSK9阻害薬（エボロクマブ、アリロクマブ）、胆汁酸吸着レジン（コレスチミドなど）、プロブコールなども用います。

16〉TG

　痛風の既往があるため近医の内科に定期通院している。1カ月前にマイコプラズマ性肺炎に罹り内服薬での加療を受けた。本日同医を受診したところ，咳嗽は少しあるが胸部X線検査では肺炎は改善していた。医師からは「血液検査で数年前からあった脂質異常が悪くなったので薬を開始しようか。」と言われたとのこと。

患者背景

57歳男性　身長181cm　体重84kg　来局時血圧121/75mmHg

病歴：痛風，脂質異常症，1カ月前に肺炎で入院

喫煙歴：30本/日(37年)　　飲酒歴：なし　　サプリメント等の摂取：なし

患者から：数年前から脂質異常症と言われていましたが，特に治療はしていません。仕事は肉体労働で，重いものを持ったりする現場作業をしています。肺炎になるまではたばこを吸っていました。

処方内容

Rp.1) フェブリク錠(フェブキソスタット)10mg　　1回1錠(1日1錠)

　　　リピディル錠(フェノフィブラート)80mg　　1回1錠(1日1錠)

　　　　　1日1回　朝食後　　　　　　　　　　　14日分

Rp.2) 麦門冬湯エキス　　　　　　　　　　　　　1回1包(1日3包)

　　　　　1日3回　毎食間　　　　　　　　　　　14日分

※今回からリピディル錠が追加となった。

臨床検査値（空腹時）

項目	単位	結果	項目	単位	結果	項目	単位	結果
WBC	/μL	7600	ALT	U/L	72	TP	g/dL	7.3
Neut	%	54.1	LDH	U/L	207	Alb	g/dL	4.6
LYMP	%	36.3	ALP	U/L	81	TC	mg/dL	245
MONO	%	8.0	γ-GT	U/L	54	LDL-C	mg/dL	120
EOS	%	0.8	ChE	U/L	389	HDL-C	mg/dL	41
BASO	%	0.3	T-Bil	mg/dL	0.6	TG	mg/dL	472
Hb	g/dL	15.1	CK	U/L	219	GLU	mg/dL	91
PLT	×10⁴/μL	30.8	BUN	mg/dL	11	HbA1c	%	6.3
PT	%	122.4	Cre	mg/dL	0.84	CRP	mg/dL	0.46
AST	U/L	50	UA	mg/dL	6.3			

尿蛋白（−）　尿潜血（−）　尿糖（−）

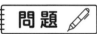

問題

Q1 検査データから読み取れる内容として正しいものはどれか。すべて選べ。

a．糖尿病である　　　　　b．腎機能障害がある　　　　c．肝機能障害がある
d．高LDLコレステロール血症である　　　e．高TG血症である

Q2 血清中性脂肪（TG）について正しいものはどれか。すべて選べ。

a．喫煙はTGの上昇に影響しない　　　　b．TG値は食事の影響を受けやすい
c．TG高値は動脈硬化リスクと関連する
d．高TG血症にはフィブラート系薬が有効である
e．TGが1000mg/dL以上の場合は急性膵炎発症のリスクがある

Q3 以下の組み合わせで正しいものはどれか。

a．Ⅰ型高脂血症：IDL増加 − コレステロール高値・TG高値
b．Ⅱb型高脂血症：LDL増加 − コレステロール高値・TG正常
c．Ⅲ型高脂血症：カイロミクロン・VLDL増加 − コレステロール高値・TG高値
d．Ⅳ型高脂血症：VLDL増加 − コレステロール正常・TG高値
e．Ⅴ型高脂血症：カイロミクロン増加 − コレステロール高値・TG正常

◊ 正解 ◊

16〉 **TG**

A1 　c．肝機能障害がある　　e．高TG血症である

A2 　b．TG値は食事の影響を受けやすい

　　　c．TG高値は動脈硬化リスクと関連する

　　　d．高TG血症にはフィブラート系薬が有効である

　　　e．TGが1000mg/dL以上の場合は急性膵炎発症のリスクがある

A3 　d．Ⅳ型高脂血症：VLDL増加 － コレステロール正常・TG高値

解説

①検査値のプロブレムを整理する

#1 HbA1c高値

#2 TG高値

#3 AST，ALT高値

#4 CRP高値（軽度）

②プロブレムの意味を読み取る

#1 HbA1cが軽度高値です。HbA1cは2カ月ほど前の平均血糖値と相関のある糖代謝マーカーです。HbA1cは6.5％以上なら糖尿病診断の1つの指標です。本症例はHbA1cの基準値上限の6.2％以上です。6.5％未満ですのでこれだけで糖尿病とはいえませんが，糖代謝に異常が出始めている可能性があります。GLU（空腹時）が基準範囲内であることから，食後高血糖の可能性があります。

#2 TG上昇を認めます。TG高値はリポ蛋白であるカイロミクロンの異化あるいはVLDLの異化があるときにみられます。メタボリックシンドローム，糖尿病，高尿酸血症に合併することが多いことが知られています。TGは食事の影響を受けるため，検査値を読む際には空腹時か食後の結果であるかを確認する必要があります。TG値とHDLコレステロール値は逆相関の関係にあり，高TG血症には低HDLコレステロール血症を合併することも多いこ

とが知られています。WHO分類では高脂血症を，Ⅰ型高脂血症（カイロミクロンの増加），Ⅱa型高脂血症（LDLの増加），Ⅱb型高脂血症（LDL＋VLDLの増加），Ⅲ型高脂血症（IDLの増加），Ⅳ型高脂血症（VLDLの増加），Ⅴ型高脂血症（VLDL＋カイロミクロンの増加）の可能性があります。本症例はLDLコレステロール正常で高TG血症でしたのでⅠ型，Ⅳ型，Ⅴ型の可能性があります。

#3 AST，ALTの値が高いほど，肝障害が強いと判断できます。AST/ALT比を算出すると約0.7です。AST/ALT＜1であることから，（線維化の進んでいない）慢性肝炎，脂肪肝などが考えられます。

#4 CRPは軽度高値です。CRPは感染症やその他が原因の炎症で高値になります。1カ月前の肺炎の既往が関係あるかもしれません。また動脈硬化でも軽度上昇（1mg/dL以下程度）を来します。

③病態を読み込む

●軽度肥満（BMI 25.6）があること（メタボリックシンドロームの可能性が高い），AST/ALT＜1であることから脂肪肝の可能性が考えられます。脂肪肝の診断には腹部超音波検査やHBV，HCV感染の否定も必要です。

●高TG血症ですのでⅠ型，Ⅳ型，Ⅴ型の可能性があります。ただしⅠ型，Ⅴ型はTGが1000mg/dLを越える例が多いので，本症例はⅣ型高脂血症でVLDLが上昇している可能性があります。フィブラート系のリピディルは血液中VLDLを低下させ（LDLも），HDL-Cを増加させます。

●CRPは軽度高値を示しています。この患者はメタボリックシンドロームで動脈硬化を来しやすい状態です。CRP軽度上昇は肺炎の影響以外に動脈硬化が影響を及ぼしているかもしれません。

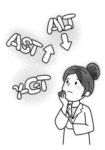

④薬剤師の考察

　今回の受診で開始されたリピディル錠の効果を確認しましょう。また，数年，無治療で経過した高脂血症の治療が開始されていますので，アドヒアランスの確認は適宜必要です。副作用に横紋筋融解症（筋肉の痛みや赤褐色の尿などの症状）や肝機能障害があります。

▶禁煙，食事管理，体重減少など生活習慣の改善により，動脈硬化進行リスクは減少します。この患者は，今回の受診時点では禁煙を継続しているようですが，今後は，うまく聞き出しながら主治医と情報共有し，必要があれば禁煙外来や栄養指導，運動療法について主治医に相談していくこともよいでしょう。

▶喫煙は脂肪を燃焼させる働きのあるアディポネクチンの分泌を抑制することで，脂質の代謝が悪くなり，TGを上昇させることが知られています。このような情報提供も禁煙のモチベーションを上げる効果があるかもしれません。

Follow up ▶

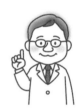

　メタボリックシンドロームが背景にありそうな患者です。この背景と患者のプロブレムであるHbA1c，TGはリンクしています。ALT優位のトランスフェラーゼ上昇はNAFLDを，CRPの軽度上昇は動脈硬化とリンクしている可能性があります。UAは直接メタボリックシンドロームと関連ありませんが，高尿酸血症と動脈硬化に関連があるとされています。減量，運動に加え，禁煙もメタボリックシンドロームの改善に寄与します。また，今回投与されたリピディルはTG低下に効果があります。生活習慣改善に関しての情報提供をしつつ，検査としてはHbA1c，TG，ALT/AST，CRPを病態の改善と関連付けてフォローアップします。

🖉 疾患の知識　二次性脂質異常症 •---

　脂質異常症は，体質・遺伝子異常に基づいて発症する原発性脂質異常症以外に，他の疾患や薬の副作用などにより生じる二次性脂質異常症もあります。二次性脂質異常症は脂質異常症全体の30～40％を占めます。二次性脂質異常症治療の基本は原疾患の治療あるいは原因となる治療薬を変更または中止することです。二次性脂質異常症となる疾患により，①コレステロール（LDL-C）が増加する場合，②コレステロール（LDL-C）とTG（VLDL）がともに増加する場合，などに分類できます。コレステロールが主に増加する場合は，甲状腺機能低下症などが知られています。TGを主に増加させる場合は，高炭水化物食や飲酒でみられます。高炭水化物食は，肝臓ではVLDL合成の亢進が起こります。飲酒でもTG合成・VLDL分泌が亢進して高TG血症を呈します。飲酒ではアポ蛋白A1およびHDL増加もみられます。コレステロールとTGがともに増加する場合はさまざまな疾患で起こります。ネフローゼ症候群やクッシング症候群では肝臓でのVLDL合成亢進が起こり，その結果LDLも増加します。インスリン抵抗性がある場合は，VLDL合成増加とリポ蛋白リパーゼ（LPL）活性低下によるVLDL異化の遅延が生じ，高TG血症と低HDLコレステロール血症が特徴的にみられます。さらに，高LDLコレステロール血症，特にsmall dense LDLが増加します。腎不全ではVLDLの増加とともにレムナントリポ蛋白が増え，IDLコレステロールも高くなります。

　薬剤による高脂血症も知られています。β遮断薬，ステロイド薬，経口避妊薬でコレステロール上昇を示します。TGの増加は，エストロゲン（高TG血症とともにHDLの増加がみられる），免疫抑制薬（シクロスポリンは主に高TG血症，ときに高コレステロール血症を伴いますが，タクロリムスへの変更により脂質異常症は改善する），抗HIV薬のプロテアーゼ阻害薬でみられます。

17 GLU，HbA1c

CASE 17

　10年前から2型糖尿病，高血圧，高尿酸血症の診断のもと近医の内科医院に通院中で内服治療を受けている。積極的に運動はしているが血糖値が下がらないことに悩んでいる。本日の診察では医師が，「内服薬の種類が多くなってきているが，なかなか血糖コントロールが良くない。食事を見直したうえで血糖コントロールが改善しないならインスリンの開始か薬の増量を考えましょう。」と言われたとのこと。薬が増えることで，今まで経験のない低血糖についても心配している。

患者背景

63歳男性　身長164cm　体重67kg　来局時血圧112/75mmHg

病歴：2型糖尿病，高血圧，高尿酸血症（53歳）　　喫煙歴：10年前にやめた

飲酒歴：缶ビール2本/週，ハイボール2杯/週　　サプリメント等の摂取：なし

患者から：普段からウォーキングは1時間程度している。料理長をしていて，自分の料理の味見もするしスタッフの料理の味見もしている。カロリーとかはだいたい想像できる。薬を飲み忘れることもある。

処方内容

Rp.1）ルセフィ錠（ルセオグリフロジン水和物）2.5mg　　1回1錠（1日1錠）

　　　ネシーナ錠（アログリプチン安息香酸塩）25mg　　1回1錠（1日1錠）

　　　アマリール錠（グリメピリド）1mg　　1回1錠（1日1錠）

　　　ミカムロ配合錠AP（テルミサルタン・アムロジピンベシル酸塩配合剤）　1回1錠（1日1錠）

　　　フェブリク錠（フェブキソスタット）10mg　　1回2錠（1日2錠）

　　　　　1日1回　朝食後　　　　　　　　　　　　28日分

Rp.2）メトグルコ錠（メトホルミン塩酸塩）250mg　　1回1錠（1日3錠）

　　　　　1日3回　朝・昼・夕食後　　　　　　　　28日分

※お薬手帳から約2年間処方内容は変わっていない。

臨床検査値（空腹時）

項目	単位	結果	項目	単位	結果	項目	単位	結果
WBC	/μL	5300	ALT	U/L	33	TC	mg/dL	207
Neut	%	46	ALP	U/L	61	LDL-C	mg/dL	126
LYMP	%	41	γ-GT	U/L	55	HDL-C	mg/dL	54
MONO	%	9	T-Bil	mg/dL	1.0	TG	mg/dL	147
EOS	%	3.6	BUN	mg/dL	23	GLU	mg/dL	189
BASO	%	0.6	Cre	mg/dL	0.8	HbA1c	%	8.7
Hb	g/dL	15.7	UA	mg/dL	6.8	CRP	mg/dL	0.09
PLT	×10⁴/μL	18.1	TP	g/dL	7.5			
AST	U/L	21	Alb	g/dL	4.6			

尿蛋白（±）　尿潜血（2＋）　尿糖（4＋）　尿中微量アルブミン 132mg/L

問題 ✏

Q1　検査データから読み取れる内容として適切なものはどれか。すべて選べ。

a．糖尿病である　　　　b．高尿酸血症である　　　c．高TG血症である
d．糖尿病性腎症の疑いがある　　　　e．ネフローゼ症候群である

Q2　次の中で正しいものはどれか。すべて選べ。

a．HbA1cが6.5％以上は糖尿病型である
b．HbA1cは検査日1週間の血糖コントロールを示す
c．溶血性貧血の患者ではHbA1cが実際よりも高くなる
d．随時血糖で180mg/dL以上なら糖尿病型である
e．空腹時血糖値（朝食前）が126mg/dL以上の場合は糖尿病型である

Q3　薬効により尿糖が糖尿病の指標にならないものはどれか。

a．メトグルコ錠　　　　b．アマリール錠　　　　c．ルセフィ錠
d．ネシーナ錠　　　　e．フェブリク錠

17》GLU，HbA1c

正解

17〉 GLU，HbA1c

A1	a．糖尿病である　　　d．糖尿病性腎症の疑いがある
A2	a．HbA1c が 6.5％以上は糖尿病型である
	e．空腹時血糖値（朝食前）が 126mg/dL 以上の場合は糖尿病型である
A3	c．ルセフィ錠

解説

①検査値のプロブレムを整理する

#1 HbA1c 高値

#2 GLU 高値

#3 尿糖陽性

#4 尿潜血陽性

#5 尿蛋白±，尿中アルブミン高値

②プロブレムの意味を読み取る

#1 **#2** 空腹時採血の血糖が126mg/dL以上の場合，糖尿病型の血糖となります。HbA1cは6.2％以上なら高値と考え，6.5％以上なら糖尿病型のHbA1cとなります。HbA1cは過去1～2カ月の平均血糖値を示します。本症例は空腹時血糖，HbA1cとも高値で持続的に高血糖状態が続いているコントロールの悪い状態です。

#3 尿糖陽性は血糖が180mg/dL程度以上になるとみられ始めます。糖尿病以外に甲状腺機能亢進症，腎性糖尿，胃切除後にみられます。

#4 血尿の場合，尿潜血陽性となります。血尿以外でもヘモグロビン尿（血管内溶血の場合みられる）やミオグロビン尿（筋肉のダメージ）でも陽性となります。血尿の場合，①腎糸球体の病気（腎炎など）の場合と，②尿路からの出血（尿管，膀胱，尿道，前立腺などの疾患）が原因と考えられます。

#5 尿中アルブミン検査は試験紙法で尿蛋白が検出できない程度の尿中微

量アルブミンでも検出できる検査です。尿中アルブミン値は健常人では30mg/gクレアチニン（mg/g Cre）以下です。糖尿病性腎症，腎炎などで上昇しますが，日常診療では糖尿病性腎症のスクリーニングに用いられます。30～299mg/g Creは糖尿病性腎症の早期（2期）でみられます。

③病態を読み込む

●GLU，HbA1cがいずれも高値です。HbA1cは7.0％を目安にコントロールしますので血糖コントロール不良な状態が継続していることを示します。今後，なんらかの方法でHbA1cを8.7％から7.0％を目指します。

●尿糖が4＋ですが，この患者はSGLT2阻害剤（ルセフィ錠）を服用中ですので，血中の過剰なグルコースを尿中に排泄する薬効によるものと考えられます。

●10年の糖尿病歴があり，eGFRが75.4と計算され，微量アルブミン量が30～299mg/Lの範囲（本症例は尿中クレアチニンが測定されていませんが，健常人ではおおよそ1～1.5L/日の尿が出ますので，30～299mg/Lを30～299mg/g Creに無理すれば読み替えることもできます）です。本症例は糖尿病性腎症第2期が疑われます。ただし，本症例は尿潜血陽性です。糖尿病性腎症は血尿を伴いませんので，他の腎疾患の可能性も鑑別として考えておかなければならないケースになります。

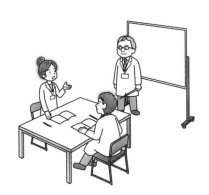

17〉GLU，HbA1c

④薬剤師の考察

　血糖コントロールが不十分ですので,糖尿病薬の種類,用量を見直しましょう。薬の種類が多く,相互作用による副作用の確認,生活習慣の見直しが必要かもしれません。飲み忘れなどの服用状況や食生活などの習慣の理解は大事です。

▶薬の種類や投与量が増えて患者が低血糖の心配をしているように,種類や投与量が増えたときや飲み忘れが改善されると低血糖出現の可能性が高くなります。低血糖の回避や低血糖時の対処を再確認しましょう。

▶血糖コントロールの指標としてHbA1cを用いるなら8.7％から7.0％への改善を目標にします。かなり内服薬が多いので,さらなる薬の増量のみでは十分なコントロールが困難かもしれません。厳重な食事コントロールについて指導を受ける機会も必要でしょう。まだ医師は言及していないようですがインスリンの使用も考え出す状況と理解しておきましょう。

▶糖尿病性腎症の発症抑制には血糖コントロールは重要ですが,発症した糖尿病性腎症の進行抑制には血圧コントロールが大きく関与します。

Follow up

　糖尿病(2型)に糖尿病性腎症を合併している患者です。糖尿病のコントロールはGLU,HbA1cのフォローを軸にして経過観察できます。糖尿病の患者では3大合併症(網膜症,神経障害,腎症)の発見と経過観察も重要です。この患者は腎症があるのでeGFRと尿アルブミンのフォローが重要です。腎症は血糖コントロールでは改善しませんが,血圧コントロールにより進行が遅くなりますので,血圧コントロールの意義を情報提供してみましょう。この方は問題ありませんが脂質(LDL,TG)のフォローアップもしましょう。

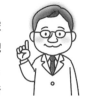

17〉GLU，HbA1c

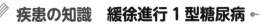

疾患の知識　緩徐進行 1 型糖尿病

　糖尿病は，「インスリン作用の不足に基づく慢性の高血糖状態を主徴とする代謝疾患群」とされています。わが国ではこの成因を，①1 型糖尿病，②2 型糖尿病，③特定の原因によるその他の型の糖尿病，④妊娠糖尿病，に分類しています。日常診療においてみかける糖尿病の多くは 2 型ですが，2 型のようにみえて実は 1 型という糖尿病もあります。1 型糖尿病の定義は，「主に自己免疫を基礎にした膵 β 細胞の破壊性病変によりインスリンの欠乏が生じて発症する糖尿病」です。遺伝因子にウイルス感染などのなんらかの誘因・環境因子が加わって発症し，膵 β 細胞の破壊が進行して，インスリンの絶対的欠乏に陥ります。高血糖症状の発現からインスリン依存状態に至るまでが 1 週間以内のものを劇症 1 型糖尿病，3 カ月以内のものを急性発症 1 型糖尿病，3 カ月以上のものを緩徐進行 1 型糖尿病と呼んでいます。

　緩徐進行 1 型糖尿病は，臨床的には一見 2 型糖尿病のような病像を示しますが，GAD 抗体など膵島関連自己抗体を測定すると陽性を示します。緩徐に膵 β 細胞の破壊が進行する糖尿病です。インスリン分泌が徐々に低下して数年の経過でインスリン欠乏に陥るため，C ペプチドなどでインスリン分泌能を経時的に追跡する必要があります。緩徐進行 1 型糖尿病では膵 β 細胞傷害がゆっくり進行しますので，初期には生命維持のためのインスリン治療が必ずしも必要でない（インスリン非依存状態）こともあります。しかし，インスリン依存状態へゆっくり進行する可能性が高いので，インスリン投与により膵 β 細胞への負担を軽減する治療を行うほうがよいと考えられています。緩徐進行 1 型糖尿病は 2 型糖尿病と思われ診療を受けている症例の数％を占めていると考えられています。2 型糖尿病といわれていても GAD 抗体陽性なら緩徐進行 1 型糖尿病ということになります。

17〉GLU，HbA1c

18〉CRP

CASE 18 〉

　20年前から近所の内科医院で高血圧の加療を受けており，当薬局がかかりつけになっている。約2年前から頸部痛と手指のこわばりやむくみも出現したため近医の整形外科を受診し，関節リウマチと診断されメトトレキサートが開始になっている。順調に経過していたが，1カ月前から手指関節の痛みが強くなってきた。本日診察時の採血で「関節リウマチが悪くなっている。」と言われたとのこと。薬は基本的には自分で管理している。

患者背景

77歳男性　身長157cm　体重62kg　来局時血圧101/58mmHg

病歴：高血圧症（20年前から近所の内科クリニックで加療を受けている）

喫煙歴：なし　　飲酒歴：なし　　サプリメント等の摂取：なし

患者から：痛みが強くなってきました。最近，物忘れがひどくなってきて，今度，物忘れ外来を受けます。「そろそろリウマチの薬を変えようか。」と主治医に言われました。

処方内容

Rp.1）	メインテート錠（ビソプロロールフマル酸塩）5mg	1回1錠（1日1錠）
	イルベタン錠（イルベサルタン）100mg	1回1錠（1日1錠）
	ザイロリック錠100（アロプリノール）	1回1錠（1日1錠）
	フルイトラン錠（トリクロルメチアジド）1mg	1回0.5錠（1日0.5錠）
	ネキシウムカプセル（エソメプラゾールマグネシウム水和物）10mg	1回1cap（1日1cap）
	1日1回　朝食後	28日分
Rp.2）	ロキソニン錠（ロキソプロフェンナトリウム水和物）60mg	1回1錠
	ムコスタ錠（レバミピド）100mg	1回1錠
	疼痛時	
Rp.3）	メトレート錠（メトトレキサート）2mg	1回2錠（1日4錠）
	1日2回（1週間に1度）朝・夕食後	4日分

※お薬手帳から約2年間処方内容は変わっていない。

臨床検査値

項目	単位	結果	項目	単位	結果	項目	単位	結果
WBC	/μL	5900	AST	U/L	22	LDL-C	mg/dL	103
Neut	%	60	ALT	U/L	18	HDL-C	mg/dL	41
LYMP	%	30	LDH	U/L	181	TG	mg/dL	56
MONO	%	7	γ-GT	U/L	15	GLU	mg/dL	108
EOS	%	2	BUN	mg/dL	19	HbA1c	%	5.8
BASO	%	1	Cre	mg/dL	1.03	CRP	mg/dL	2.93
Hb	g/dL	12.0	Alb	g/dL	3.3			
PLT	×10^4/μL	22.5	TC	mg/dL	151			

尿蛋白(±)　尿潜血(−)　尿糖(−)

項目	単位	結果	基準値	項目	単位	結果	基準値
赤沈(赤血球沈降速度)	mm/H	52	2〜10	RF(RF定量)	U/mL	45	15以下

 問題

 Q1 検査データから読み取れる内容として正しいものはどれか。3つ選べ。

a．CRPは高い　　　　b．貧血である　　　　c．白血球数は高い
d．赤沈値は亢進している　　e．低栄養によりアルブミンは低い

Q2 C反応性蛋白(CRP)が上昇しやすい疾患はどれか。3つ選べ。

a．動脈硬化　　　　b．慢性肝炎　　　　c．慢性腎炎
d．細菌感染症　　　e．関節リウマチ

Q3 この患者のCRP高値の原因として可能性のあるものはどれか。すべて選べ。

a．悪性腫瘍の発生　　b．細菌感染症の併発　　c．関節リウマチの増悪
d．動脈硬化性疾患の存在　　　e．メトトレキサートの服用

≪ 正解 ≫

18〉CRP

A1	a．CRP は高い　　b．貧血である
	d．赤沈値は亢進している
A2	a．動脈硬化　　d．細菌感染症　　e．関節リウマチ
A3	a．悪性腫瘍の発生　　b．細菌感染症の併発
	c．関節リウマチの増悪　　d．動脈硬化性疾患の存在

解 説

①検査値のプロブレムを整理する

#1 CRP 高値

#2 赤沈高値

#3 RF 高値

#4 アルブミン低値

#5 Cre 基準値内高値

#6 Hb 低値

②プロブレムの意味を読み取る

#1 CRPの高値は感染症や組織の炎症で起こります。感染症，関節リウマチなど膠原病，悪性疾患などいろいろな疾患で上昇します。CRPは炎症によって増加した炎症性サイトカインが肝臓に働き合成される蛋白質です。急性炎症では数時間で上昇がはじまり48～72時間でピークになります。慢性炎症ではCRPの上昇が持続します。

#2 赤沈はCRPと同様に感染症や関節リウマチ，悪性腫瘍などで高値になりますが，炎症はなくとも貧血があると高値となります。

#3 リウマチ因子（RF）は変性IgGに対するIgM抗体で，関節リウマチ・SLEなどの膠原病類縁疾患で陽性になります。関節リウマチでは約80％で陽性を示すといわれていますが，必ずしも炎症の強さとは相関しません。

#4 アルブミンは栄養不良，肝臓での合成低下，ネフローゼ症候群などで

低下しますが，慢性炎症でも低下します。

#5　Creの基準値は成人男性では，0.65～1.07mg/dLであり，この患者は1.03mg/dLなので基準値内ですが，eGFRを算出すると54mL/min/1.73㎡であり，CKD重症度分類ではGrade3aに該当します。

#6　軽度低下を認めます。男性の場合，軽度貧血となります。これだけでは原因はわかりませんが，MCVが低いなら慢性炎症による貧血の可能性があります。

③病態を読み込む

●関節リウマチは慢性炎症を来す疾患です。疾患の活動性は，自覚症状以外にCRPや赤沈が簡便な検査として利用されます（関節リウマチの疾患活動性は，痛みの程度，腫脹関節の数に加えCRPや赤沈で判断するDAS28スコアが汎用されます）。この患者では医師から「関節リウマチが悪くなっている」と言われたということなので，CRPが従前より上昇しているかもしれません。以前のCRP値があったら比較しましょう。

●本症例において他にCRP上昇の原因が関節リウマチ以外にあるかもしれません。他の炎症性疾患や悪性腫瘍の発生は，高齢者ではその原因として考えなければなりません。

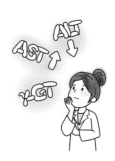

④薬剤師の考察

　患者の自覚症状や臨床検査値から関節リウマチの増強はありそうです。関節リウマチの増強の程度や薬の使い方，病状悪化の原因を探してみるのもよいでしょう。

▶この患者は，基本的にはご自分で薬の管理をしています。また，患者から得た情報に，「物忘れがひどくなってきた」とあります。まずは，家庭での服用状況を確認してみましょう。メトレート錠は週に1回の服用でよい薬ですが，飲み忘れることがありますし，この患者は70歳以上と高齢であり，認知症の存在も疑うことが必要です。メトレート錠の効果が認められないときは治療薬の変更も有効ですが，メトレート錠のコンプライアンス向上による適正な治療管理により，疼痛も軽減する可能性があります。残薬は多量にある場合などはご家族の方にサポートしてもらうのも有効でしょう。

▶「最近，痛みが強くなってきた」とありますが，鎮痛薬の使用量は増えているかもしれません。疼痛時にロキソプロフェン錠の処方が出ています。どのように服用しているのか聞いてみましょう。またNSAIDsの長期使用は薬剤性腎障害を起こすおそれもあります。

Follow up ▶

　関節リウマチの疾患活動性は，投薬内容と関係なく変動が多いことが知られています。疾患活動性の評価として自覚症状とともにCRPや赤沈が汎用されます。「DAS28-CRP」や「DAS28-赤沈」を計算することで，疾患活動性をスコア化できます。簡易に計算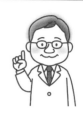できますので治療効果の指標として参考にしてもよいと思います。近年，関節リウマチの治療としてトシリズマブの自己注射をされる患者も増えてきました。トシリズマブ治療中はCRPがほぼゼロになることが知られています[1]。この患者の治療に導入された場合はCRPでのフォローはできないので赤沈を指標にします。

文献

1）日本リウマチ学会：関節リウマチ（RA）に対するIL-6阻害薬使用の手引き（2020年2月1日改訂版），2020

疾患の知識　関節リウマチ

　関節リウマチ(RA)は,「多発性で持続性の関節破壊をきたす関節滑膜炎」が主病態の全身性自己免疫性リウマチ性疾患です。関節外病変としてはリウマトイド結節(rheumatoid nodule)と呼ばれる皮下結節,間質性肺病変,血管炎が知られています。

　RAの診断は,①特徴的な多発性関節炎の存在,②血液検査(リウマチ因子や抗CCP抗体などの自己抗体と赤沈やCRPなどの炎症反応)や③画像検査(関節X線や関節超音波検査,MRI検査)を利用し総合的に判断します。頻度が高い病気ですが簡便な診断基準はなく,早期の診断は必ずしも容易でない場合も多いです。このため,RAの確定が容易でない症例には分類基準(RAの可能性が高い状態というグループに入れるという基準)があります(2010 ACR/EULAR関節リウマチ分類基準)。

　診断がなされたRAは,ただちに薬物療法を主軸とした早期の治療介入がなされます。薬物療法は,メトトレキサートがアンカードラッグですが,他の従来型合成抗リウマチ薬も併用されることもよくあります。近年,生物学的抗リウマチ薬や分子標的合成抗リウマチ薬などが開発されました。生物学的抗リウマチ薬としては,抗TNF抗体(インフリキシマブ,セルトリズマブ　ペゴルなど)やIL-6抗体(トシリズマブなど)があります。分子標的合成抗リウマチ薬としてはヤヌスキナーゼ(JAK)阻害薬としてトファシチニブ,バリシチニブ,ペフィシチニブが有効とされています。これらの薬物治療の効果を判定するために,疾患活動性指標がいろいろと提唱されています。Disease Activity Score 28(DAS28)-CRPはその一つで,関節の圧痛・腫脹とCRPから疾患活動性を評価できるものです。

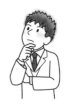

19 白血球数，白血球分画

CASE 19

　隣の市にある大学病院にて3カ月前から悪性リンパ腫（非Hodgkinリンパ腫）の診断のもと化学療法（R-CHOP療法）を施行中（21日ごと）の患者，当薬局は自宅の近所のためかかりつけ薬局になっている。R-CHOP療法の第1コースは入院で行ったが，2コース目以降は通院にて施行している。発症時から発熱があり，点滴をした後はしばらく解熱し，その後再び微熱が出るという状態を繰り返していたが，3コース目の点滴をしてから2週後に38℃近い発熱を認めたとのこと。

R-CHOP療法；day 1　　　　リツキサン点滴
　　　　　　　day 2　　　　エンドキサン点滴，アドリアシン点滴，オンコビン注射
　　　　　　　day 1〜5　　プレドニン内服

患者背景

54歳女性　身長154cm　体重40kg　来局時血圧128/67mmHg

病歴：なし　喫煙歴：なし　飲酒歴：なし

患者から：抗がん薬の点滴をすると，一時的ではありますが解熱するので治療が有効かと思っていました。一方で，主治医から治療に伴い白血球が低下し，また「リツキサンで免疫グロブリンが低下することによって感染症が増える」と説明を受けていたので発熱が心配です。熱以外の症状は特にありません。

処方内容

Rp.1）プレドニン錠（プレドニゾロン）5 mg　　朝食後6錠，昼食後4錠，夕食後2錠
　　　　1日3回　朝・昼・夕食後　　　　　　　　5日分

Rp.2）ランソプラゾールOD錠15mg　　　　　　　1回1錠（1日1錠）
　　　　1日1回　夕食後　　　　　　　　　　　　21日分

Rp.3）酸化マグネシウム錠330mg　　　　　　　　1回1錠（1日3錠）
　　　　1日3回　朝・昼・夕食後　　　　　　　　21日分

Rp.4）バクタ配合錠（スルファメトキサゾール・トリメトプリム）　1回1錠（1日1錠）
　　　　1日1回　朝食後　　　　　　　　　　　　21日分

Rp.5） フォサマック錠（アレンドロン酸ナトリウム水和物）35mg　　1回1錠（週に1回）
　　　　1日1回　起床時　　　　　　　　　　　　　　　　　3日分

臨床検査値

項目	単位	結果	項目	単位	結果	項目	単位	結果
WBC	/μL	1660	Ht	%	28.7	D-Bil	mg/dL	0.1
Neut	%	85.1	PLT	×10⁴/μL	40.3	BUN	mg/dL	21
LYMP	%	14.1	AST	U/L	27	Cre	mg/dL	0.57
MONO	%	0.6	ALT	U/L	19	TP	g/dL	6.2
EOS	%	0.1	LDH	U/L	197	Alb	g/dL	3.1
BASO	%	0.1	ALP	U/L	75	GLU	mg/dL	110
RBC	×10⁴/μL	331	γ-GT	U/L	45	CRP	mg/dL	4.946
Hb	g/dL	9.7	T-Bil	mg/dL	0.6			

項目	単位	結果	基準値	項目	単位	結果	基準値
sIL-2R	U/mL	862	122〜496	IgG	mg/dL	550	820〜1740

問題

Q1 検査データから読み取れる内容として正しいものはどれか。

a．白血球減少症である　　b．好中球減少症である　　c．感染症である
d．悪性リンパ腫が悪化している　　e．免疫不全である

Q2 この時点で発熱の原因として考慮すべき病態はどれか。 3つ選べ。

a．白血球減少症　　　　　　　　b．リツキサンのinfusion reaction
c．悪性リンパ腫の悪化　　　　　d．プレドニンによる感染症誘発
e．低ガンマグロブリン血症

Q3 今後の経過をみるうえで頻回の確認が<u>不要なもの</u>はどれか。

a．熱型の聴取　　　　　b．白血球数　　　　　c．好中球数
d．CRP　　　　　　　　e．sIL-2R

◁ 正解 ▷

19〉 白血球数，白血球分画

A1	a．白血球減少症である
A2	a．白血球減少症　　c．悪性リンパ腫の悪化
	e．低ガンマグロブリン血症
A3	e．sIL-2R

解説

①検査値のプロブレムを整理する

#1 白血球数低値，白血球分画異常，貧血
#2 CRP高値
#3 sIL-2R高値
#4 IgG低値

②プロブレムの意味を読み取る

#1 白血球数の低下を認めますが，好中球比率は低下しておらず，単純に化学療法後の発熱性好中球減少症とはいえません。また，軽度の正球性貧血を認めます。

#2 CRPが中等度（1〜10mg/dL）に上昇しています。細菌感染症，悪性腫瘍，膠原病，活動期の免疫不全症，ウイルス感染症，真菌感染症，造血系腫瘍など考慮すべき病態があります。

#3 sIL-2Rは非Hodgkinリンパ腫，成人T細胞白血病（ATL）の治療効果判定，寛解，再発の推定に用いられます。リンパ性腫瘍であってもsIL-2Rが上昇する場合としない場合があります。再発，再燃の判断には，絶対値より経時的な変化で判断します。また，感染症でも高値を示すことがあることに留意する必要があります。

#4 悪性リンパ腫の治療にリツキサンを用いると免疫グロブリンが低下する場合があります。IgGが低下すると，易感染性を呈します。

③病態を読み込む

●この患者はR-CHOP3コース後に発熱を認めた例ですが，悪性リンパ腫の発症時から発熱を認めており，その判断は極めて難しいと思われます。

●化学療法の副作用で白血球・好中球が減少することによって感染症を併発している可能性があります。発熱性好中球減少症は，好中球数500/μL未満あるいは1000/μL未満で48時間以内に500/μL未満になると予測されるときに腋窩温37.5℃以上の発熱を生じた場合ですが，現時点では「発熱性好中球減少症疑い」例となります。定期的に化学療法を繰り返す症例において発熱を認めた場合，感染症を考えがちですが，その他の病態の可能性を見逃さないようにすることが重要です。

●悪性腫瘍患者では，腫瘍に伴う発熱，いわゆる腫瘍熱が認められることがあります。この患者は化学療法に伴い一時的に解熱することから腫瘍熱は否定できません。腫瘍熱は，悪性腫瘍が直接の原因となる発熱で，感染症の合併や術後合併症などの二次的な発熱ではないことが定義となります。造血器腫瘍の悪性リンパ腫，白血病，固形がんの腎がん，肝がん，胆管がんなどが腫瘍熱を来しやすい腫瘍として知られています。腫瘍熱＋感染症を来している可能性もあります。

●さらに，治療にリツキサンを用いる例では免疫グロブリンが低下し，感染症を併発することもあります。定期的に低ガンマグロブリン血症の有無を調べる必要があります。リツキサンの投与時にはinfusion reactionとして発熱をみることがありますが，本症例のようにしばらく微熱が続くことはあまりありません。

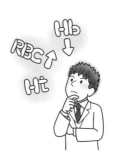

19 **白血球数，白血球分画**

④薬剤師の考察

　　近年，悪性腫瘍の治療は，初回は入院で施行し，2回目以降は外来で行う事例が増えており，病院以外の薬剤師もこのような患者によく遭遇します。

▶この患者の発熱の原因として，腫瘍熱，白血球減少，低ガンマグロブリン血症があります。また，これらが複数重なって発熱している可能性もあります。臨床的には経過をみないと原因の特定はできません。

▶薬剤師として，化学療法に伴う副作用や，リツキサン特有の副作用を説明することができます。

▶R-CHOP療法に用いられる薬剤のなかでも，エンドキサンとアドリアシンは骨髄抑制が強く出現し，白血球減少の原因となります。それ以外にも，エンドキサンの出血性膀胱炎，アドリアシンによる心毒性，オンコビンによる末梢神経障害や便秘など薬剤に独特な合併症があります。また，リツキサンでは，末梢血リンパ球数の減少，免疫グロブリンの減少，免疫抑制作用による細菌やウイルスによる感染症の発症などの合併症を発症することがあります。

▶このような治療関連合併症に対して，G-CSFやグロブリン製剤を投与すれば，治療や今後の予防が可能であるかもしれないことを説明することによって，患者に安心感を与えることができるかもしれません。

Follow up

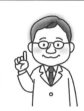

　　非Hodgkinリンパ腫に対して，R-CHOP治療を通院で受けている患者です。悪性リンパ腫の治療効果は，自覚症状に加え，血液の検査(特にCRP，LDH，sIL2-Rが有用とされています)の変動でみることが可能です。また，化学療法中は骨髄抑制が起こるため白血球数(特に好中球数)や血小板数のフォローが重要です。リツキサンを併用している場合は，白血球分画の内リンパ球数もフォローします。このため，R-CHOP治療中は副作用監視を好中球数，リンパ球数，熱型でフォローし，効果判定をCRP，LDHなどで行うことになります。

疾患の知識　好中球減少症・無顆粒球症

　「好中球減少症」とは桿状核と分葉核をあわせた好中球数が1500/μL未満の状態で，軽度（1000〜1500/μL），中等度（500〜1000/μL），重度（500/μL未満）と分けられます。好中球減少症のうち，抗がん薬以外の薬剤性の重度のものを特に「無顆粒球症」と呼びます。好中球減少の原因によって分類すると，（1）先天性に起こるものとしては，好中球エラスターゼ遺伝子など種々の遺伝子異常で起こる「重症先天性好中球減少症」があります。（2）後天性に起こるものとしては，①造血器悪性腫瘍や再生不良性貧血，がん化学療法後にみられる骨髄血球産生機能障害による好中球減少，②肝硬変などに伴う脾機能亢進による脾臓での好中球の貯留，③薬剤性好中球減少（骨髄での好中球産生障害と，薬剤に対する抗体による好中球が破壊される免疫学的機序があります），④「慢性好中球減少症」（成熟好中球や骨髄前駆細胞を障害するTリンパ球・自己抗体が原因）などがあります。

　近年はがん化学療法の進歩に伴い，「がん化学療法後の好中球減少症」が増えてきました。がん化学療法では，投与された抗がん薬の種類・投与量によって好中球減少症の程度が規定されるため，使用されたレジメンの確認は重要です。「薬剤性無顆粒球症」は，薬剤歴から疑わしい薬剤を推測します。薬剤の投与開始から発症までの期間は2〜70日までと幅があります。ただし，7割程度で1カ月以上の投与歴があるうえ，複数の薬剤が投与されているため原因薬剤の特定は困難なこともあります。抗甲状腺薬（プロピルチオウラシルやチアマゾール），抗精神病薬（クロザピン），抗血小板薬（チクロピジン）では「薬剤性無顆粒球症」を来しやすいことが知られています。G-CSF投与は，がん化学療法後の好中球減少ではその治療レジメンに従い投与します。薬剤性無顆粒球症では可能性が高い薬剤使用の中止を行いますが，G-CSF投与が死亡率を改善する明らかなエビデンスは今のところないとされています。

20 赤血球数, ヘモグロビン値, 平均赤血球容積

CASE 20

　5年前に県立病院で真性赤血球増加症と診断され, 採血結果をみながら不定期に瀉血をしていた患者である。高血圧のため降圧薬が処方されており, 当薬局はかかりつけ薬局になっている。2年前の上部消化管内視鏡検査で噴門部(胃の入り口)に胃がんが見つかり胃全摘術を行った。術後化学療法も不要で手術後の経過は良好だったが, 徐々に倦怠感を認めるようになったため不安になってきたと相談を受けた。

患者背景

59歳男性　身長170cm　体重62kg　来局時血圧122/64mmHg

病歴：真性赤血球増加症(54歳), 高血圧(55歳), 胃がん(57歳)

喫煙歴：なし　　飲酒歴：なし

患者から：胃の手術をするまではヘマトクリット値45%を目標にときどき瀉血を行っていましたが, 手術後はほとんど瀉血が必要なくなりました。手術後も比較的食欲はあり, 主治医にはよく食べるほうだと言われています。腹痛もありません。

処方内容

Rp.1）アジルバ錠（アジルサルタン）20mg　　　　　1回1錠（1日1錠）

　　　　1日1回　朝食後　　　　　　　　　　　　　28日分

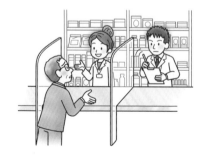

臨床検査値

項目	単位	結果	項目	単位	結果	項目	単位	結果
WBC	/μL	6700	Ht	%	34.7	D-Bil	mg/dL	0.1
Neut	%	56.8	MCV	fL	76.6	BUN	mg/dL	21
LYMP	%	35.1	PLT	×10^4/μL	43.9	Cre	mg/dL	0.57
MONO	%	6.0	AST	U/L	19	TP	g/dL	7.3
EOS	%	1.5	ALT	U/L	14	Alb	g/dL	4.0
BASO	%	0.7	LDH	U/L	200	GLU	mg/dL	93
RBC	×10^4/μL	453	γ-GT	U/L	45	CRP	mg/dL	0.183
Hb	g/dL	11.3	T-Bil	mg/dL	0.4			

項目	単位	結果	基準値	項目	単位	結果	基準値
血清鉄	μg/dL	19	70～140	フェリチン	ng/mL	2	18～250
総鉄結合能	μg/dL	434	250～380	ビタミンB12	pg/mL	212	177～1037

問題 ✏

Q1 検査データから読み取れる内容として正しいものはどれか。

a．赤血球数増加がある　　　　　　　b．血小板数は少ない
c．大球性貧血である　　　　　　　　d．貯蔵鉄が低下している
e．ビタミン12不足による貧血である

Q2 検査結果を見て患者に確認したほうがよい情報はどれか。3つ選べ。

a．便の色　　　　　b．偏食の有無　　　　　c．体重の変化
d．足のむくみ　　　e．背部痛の有無

Q3 この状態の持続で懸念されることはどれか。

a．血栓症　　　　　　b．胃がんの再発　　　　c．貧血の進行
d．末梢神経障害　　　e．免疫機能低下

✎ 正解 ✎

20》赤血球数，ヘモグロビン値，平均赤血球容積

A1	d．貯蔵鉄が低下している		
A2	a．便の色	b．偏食の有無	c．体重の変化
A3	c．貧血の進行		

解説

①検査値のプロブレムを整理する

#1 ヘモグロビン低値

#2 MCV低値

#3 血小板数高値

#4 血清鉄低値，総鉄結合能高値，フェリチン低値

#5 ビタミンB₁₂正常下限

②プロブレムの意味を読み取る

#1 **#2** Hb値が13.0g/dL未満なら男性では貧血です（女性なら12.0g/dL未満で貧血）。MCV（平均赤血球容積）は赤血球1個あたりの平均的な大きさを示します。次の式で計算できます（MCV ＝ ［Ht(%) ÷ RBC($\times 10^4/\mu$L)］ ×1000)。基準値は80〜100fLであり，この患者では76.6と低値になっています。貧血の鑑別診断にMCVは重要です。貧血であり，かつMCVが大きい（101以上）場合は，巨赤芽球性貧血（ビタミンB₁₂欠乏・葉酸欠乏），骨髄異形成症候群など，MCVが正常（80〜100）の場合は再生不良性貧血，腎性貧血，溶血性貧血，急性出血など，MCVが小さい（79以下）場合は鉄欠乏性貧血，慢性炎症に伴う貧血，鉄芽球性貧血が考えられます。

#3 血小板数の基準値上限は34.8万なので増加しています。血小板数の増加は反応性の場合と腫瘍性のことがあります。反応性は出血などで起こりますし，腫瘍性の増加には本症例のような真性赤血球増加症も原因となります。

#4 血清フェリチンは体内の貯蔵鉄を反映しています。この患者では鉄が不足していることが分かります。血清鉄も体内の鉄の量を反映しているよう

に思われがちですが，血清鉄は鉄欠乏以外にも慢性貧血に伴う貧血や無トランスフェリン血症でも低値を示します。血清鉄低値，総鉄結合能高値は鉄欠乏の場合にみられます。

#5 ビタミンB_{12}濃度の基準値は177〜1037pg/mLです。この患者では212pg/mLとかなり低値になっています。ビタミンB_{12}は動物性食品（特に魚介類）には多く含まれる一方で，植物性食品にはほとんど含まれません。菜食主義者の方では摂取不足になる可能性があります。ビタミンB_{12}（Vit.B_{12}）は胃から分泌される内因子と結合して吸収されますので，胃全摘した方ではこの内因子が分泌されなくなることで吸収障害が起きます。ただし，Vit.B_{12}は肝臓に3〜5年分が貯蔵されているため術後すぐには欠乏しません。

③病態を読み込む

●この患者は，真性赤血球増加症に対して瀉血を繰り返している最中に胃全摘を受けた症例です。術後なんらかの原因により貧血になって瀉血不要となりました。

●胃全摘後にみられる貧血の要因には2つあります。1つは前項目で述べたVit.B_{12}不足であり，もう1つは鉄不足です。摂取した鉄は小腸からの吸収時に胃酸によりイオン化される必要があります。胃全摘すると胃酸の分泌がなくなるため，鉄吸収障害のため鉄欠乏性貧血を起こしやすくなります。胃全摘のVit.B_{12}欠乏による巨赤芽球性貧血が術後5年くらい後に発症します。鉄欠乏性貧血は術後1〜2年程度と少し早い時期に発症します。

●本症例は，貯蔵鉄が少なく血清鉄低値に総鉄結合能高値を示しており，鉄欠乏の状態になっています。

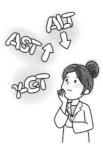

④薬剤師の考察

　本症例では，真性赤血球増加症の患者が胃摘出術を施行後に鉄欠乏性貧血になっています。原因としては胃切除による鉄吸収の障害を第1に考えますが，そのほかに消化管出血の持続，偏った食事などがあります。

▶鉄欠乏性貧血の治療の原則は経口鉄剤の内服です。注意点は，①貧血が改善しても貯蔵鉄が十分に回復するまでは鉄剤の投与を継続すること，②中止が可能になっても，定期的に採血を行い，必要なら鉄剤の再投与を行うことです。経口鉄剤には，しばしば悪心，胸焼け，腹痛，下痢などの消化器系の副作用があることは患者に説明しましょう。

▶胃全摘によるVit.B$_{12}$欠乏症の治療は原則Vit.B$_{12}$筋肉注射で行います。Vit.B$_{12}$を投与すると1週間以内に網状赤血球の急速な回復が認められ，2カ月以内に貧血は正常化します。白血球や血小板も低下することが多いですが，これらもVit.B$_{12}$投与で増加を始めます。

Follow up

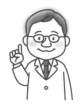

　本症例は真性多血症という腫瘍性の赤血球増多症に鉄欠乏性貧血を合併した特殊な状態です。真性多血症という病態があったとしても，鉄欠乏ではヘモグロビン合成は低下して貧血(Hbが男性で13g/dL未満まで下がる)になります。鉄欠乏性貧血には鉄剤投与が必要になります。真性多血症治療のための瀉血の目標はHt値45％ですので，Ht値を目安に医師はこれを越えないように鉄剤投与することになると思われます。薬剤師としてもHb，Ht，MCVのフォローアップをし，食事内容や体重変化なども聴取しましょう。

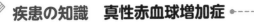

疾患の知識　真性赤血球増加症

　真性赤血球増加症は,骨髄において赤血球が腫瘍性に増加する疾患です。慢性骨髄性白血病,本態性血小板血症および原発性骨髄線維症とともに慢性骨髄増殖性腫瘍と呼ばれる疾患群に含まれます。簡単にいうと,白血球が増加するのが慢性骨髄性白血病,血小板が増加するのが本態性血小板血症,そして赤血球が増加するのが真性赤血球増加症です。真性赤血球増加症では,血栓症の合併が予後に最も影響するため,血液粘度を低下させて血栓症を予防することが治療目標となります。血栓症のリスク分類は,年齢が60歳以上または血栓症の既往がある場合は高リスク群,いずれもない場合には低リスク群に分類されます。低リスク群では,瀉血と低用量アスピリンの内服を行います。瀉血療法は,血液を抜いて廃棄する治療法です。ヘマトクリット(Ht)値45%未満を目標に,200〜400mLの瀉血を週1回程度行い,目標に到達後は経過をみながら瀉血を行うことによってHt値を維持します。高リスク群では,これらに加えて細胞減少療法としてハイドレアカプセルやジャカビ錠の内服,サイメリンの点滴静注を行います。

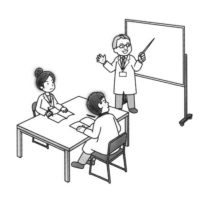

21 PLT

CASE 21

　近所の市立病院耳鼻咽喉科にて通年性のアレルギー性鼻炎の診断のもと，内服治療を受けている患者である。当院はかかりつけ薬局で定期的に来局されている。本日は市立病院耳鼻咽喉科の定期受診だった。2週間前に発熱があったが良くなり，喉の違和感もあったが医師からは「異常はない。」と言われたとのこと。1週間前頃からぶつけたりしていないにもかかわらず，手足やお腹に小さな青あざができているのに気づいたという。鼻血や歯茎からの出血はない。

｜ 患者背景

32歳女性　身長157cm　体重46g　来局時血圧112/54mmHg

病歴：特発性血小板減少性紫斑病（25歳），アレルギー性鼻炎（27歳）

喫煙歴：なし　　飲酒歴：なし

患者から：7年前に同じような出血症状がみられ，市立病院の内科で特発性血小板減少性紫斑病と診断され，副腎皮質ステロイドを短期間服用しただけで治りました。今は薬を飲まず半年に一度の採血検査だけを受けています。1週間前に内科の採血を受けたので，耳鼻科の先生に頼んで結果だけいただきました。内科受診は来週です。

｜ 処方内容

Rp.1）アレジオン錠20（エピナスチン塩酸塩）　　　　1回1錠（1日1錠）
　　　　1日1回　夕食後　　　　　　　　　　　　　　28日分

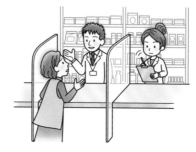

臨床検査値

項目	単位	結果	項目	単位	結果	項目	単位	結果
WBC	/μL	7420	MCV	fL	94.8	T-Bil	mg/dL	0.5
Neut	%	55.0	PLT	×10⁴/μL	1.5	D-Bil	mg/dL	0.1
LYMP	%	31.9	PT	%	103.1	BUN	mg/dL	19
MONO	%	9.0	PT(INR)		0.99	Cre	mg/dL	0.44
EOS	%	3.8	APTT	秒	27.5	TP	g/dL	7.2
BASO	%	0.3	AST	U/L	29	Alb	g/dL	4.0
RBC	×10⁴/μL	462	ALT	U/L	24	GLU	mg/dL	90
Hb	g/dL	14.8	LDH	U/L	196	CRP	mg/dL	0.022
Ht	%	43.8	γ-GT	U/L	41			

項目	単位	結果	基準値	項目	単位	結果	基準値
抗核抗体	倍	40未満		PAIgG	ng/10⁷PLT	70	27.6未満
補体価(CH50)	U/mL	35.2	30〜40				

問題

Q1 検査データから読み取れる内容として正しいものはどれか。2つ選べ。

a．白血球増加である　　b．赤血球増加である　　c．血小板減少である
d．凝固因子の異常である　　e．出血リスクが大きい疑いがある

Q2 この患者の血小板減少の原因として最も可能性が高いものはどれか。

a．特発性血小板減少性紫斑病の再燃　　b．EDTA依存性偽性血小板減少症
c．SLEによる血小板減少　　d．薬剤性血小板減少　　e．血友病A

Q3 この時点で薬剤師としてなすべきことはどれか。3つ選べ。

a．以前の採血結果を確認する　　b．出血傾向の程度を確認する
c．他の薬の内服の有無を確認する　　d．最近の血圧の変動を確認する
e．来週の内科診察時に今後の治療方針を相談するよう促す

◇ 正解 ◇

21 〉 PLT

A1 c．血小板減少である　　e．出血リスクが大きい疑いがある

A2 a．特発性血小板減少性紫斑病の再燃

A3 a．以前の採血結果を確認する

　　　b．出血傾向の程度を確認する

　　　c．他の薬の内服の有無を確認する

解説

①検査値のプロブレムを整理する

#1 血小板数減少（白血球数および赤血球数正常）

#2 PAIgG高値

②プロブレムの意味を読み取る

#1 血球三系統に異常を認める場合，1つの系統の異常かそれとも複数の系統に異常があるのかを確認することが重要です。この患者のように血小板数のみ異常を来して10万/μL以下に減少している場合は，特発性血小板減少性紫斑病（ITP），悪性腫瘍，薬剤の影響，感染症，膠原病などを鑑別します。2万/μL以下に減少すると出血のリスクが急速に増加します。

#2 抗血小板自己抗体の1つPAIgGは血小板膜に結合したIgG量を測定したものです。特発性血小板減少性紫斑病（ITP）の発症には抗血小板自己抗体の関与があり，90％以上でPAIgGが陽性となります。PAIgG高値だけでは他の疾患（たとえば膠原病など）の可能性もあるためITPと診断することはできません。

③病態を読み込む

●血小板減少を認めた場合，血液採取の問題であるEDTA依存性偽性血小板減少症を除外する必要があります。血球算定用採血管には抗凝固薬としてエチレンジアミン四酢酸（EDTA）が入っていますが，時間依存性に採血管

内で血小板凝集が起こり血球算定をすると見かけ上，血小板数が減少することがあります。抗凝固薬をEDTAからヘパリンやクエン酸に変更して血小板を測定すると正しい値になります。

●検査結果（血小板数減少，PAIgG高値）とITPの既往があることからITPの可能性が高いようです。ITPは過去の副腎皮質ステロイドによって寛解状態になっていますが，ウイルス感染症を契機に再燃することもよくあります。

●この患者では抗核抗体と補体価（CH50）を調べており，いずれも問題ありません。膠原病の1つSLEは血小板減少を来しうる自己免疫疾患で，抗核抗体をはじめとして多彩な自己抗体の出現を特徴とします。女性に多い（男女比＝1：9）ことや血球減少を認めることから，鑑別に上がるため検査項目として主治医が入れていたのかもしれません。この患者では陰性ですのでSLEの可能性は低くなります。

●薬剤性の血小板減少もときどきみられるものなので，薬やサプリメントの摂取状況の確認は必須です。

●止血は，①一次止血（血小板が主に関与する）に引き続き，②二次止血（凝固因子が働く）により行われます。いずれが障害を受けても出血傾向になります。凝固因子に異常があるとPTやAPTTが異常になります。血友病Aは第8因子の先天的欠損により出血傾向を示します。PTが正常でAPTTだけ延長する特徴があります。血小板数は正常です。

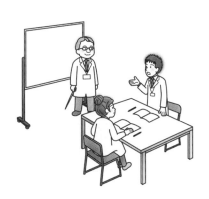

④薬剤師の考察

この患者は血小板数2万/μL未満で出血傾向がみられているようです。ITPの再燃が考えられます。「成人特発性血小板減少性紫斑病治療の参照ガイド 2019改訂版」によると，①血小板数1万/μL未満の場合，②血小板数2万/μL未満重篤な出血症状がある場合はなんらかの治療が必要です。ただちに内科の主治医の診察を受けるように促しましょう。

▶ITPと診断された場合には，治療介入前にヘリコバクター・ピロリ菌（HP）感染の有無を検査します。陽性であれば血小板数や出血症状と関係なく除菌療法を行います。HPの除菌に成功した患者の約半数に血小板増加が認められています。

▶ITPと確定診断され，HP陰性または除菌が無効の患者では血小板数と出血症状によって治療の必要性を判断します。ファーストライン治療は副腎皮質ホルモン剤療法です。

▶セカンドライン治療としてはトロンボポエチン受容体作動薬（thrombopoietin receptor agonists，TPO-RA），リツキシマブ，脾摘の3つがあげられています。サードライン治療には，アザチオプリン，シクロスポリン，シクロホスファミド，ジアフェニルスルホン，ダナゾール，ビンカアルカロイド，ミコフェノール酸モフェチル（MMF）などがあります。

Follow up

本症例は出血傾向がありそうな血小板減少で，ただちに治療が必要な可能性が高いと考えられます。本日の採血結果が診療に反映されていません。薬物治療とは直接関係ないことですが，医療人として薬剤師がゲートキーパーの役割を果たし，内科医の診察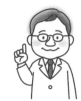を勧めましょう。本症例はITPの再燃の可能性が高いので，ITPの治療が開始されると思われます。今後の治療薬の効果を血小板数の上昇で確認します。ITPなら血小板数が3万以上になるように治療されますので，今後は血小板数と出血傾向に気をとめフォローしましょう。

疾患の知識　特発性(免疫性)血小板減少性紫斑病(ITP)

　止血機構には，①血管，②血小板，③凝固因子，④線溶因子，が関わり，これらのいずれかの異常があると出血傾向を来します。血小板数が10万/μL以下になったものを血小板減少と呼ぶことになっています。血小板減少の原因は，(1)血小板の産生が低下した場合，(2)末梢での血小板の破壊・消費の亢進(免疫性機序と非免液性機序があります)した場合，(3)血小板の体内での分布異常(脾機能亢進などで起こります)がある場合，に分類できます。ITPでは血小板膜蛋白〔GPⅡb/Ⅲa，GPⅠb/Ⅸなど〕に対する抗血小板自己抗体が血小板に結合します。血小板は感作(オプソニン化)され，脾臓などの網内系細胞によって貪食・破壊され，血小板減少は生じます。このためITPは，(2)の「免疫性機序末梢での血小板の破壊・消費の亢進」を来す疾患とされます。ただし，この抗血小板抗体は骨髄の巨核球にも結合し，血小板産生障害もITPの血小板減少に関与することも知られています。血小板減少の診断時期により，急性ITP(新規診断例で発症から0〜3カ月)，移行期(3〜12カ月)，慢性ITP(発症から12カ月)に分類されます。小児例の8割は発症から半年以内に自然に治りますが，成人例の9割は慢性化します。ITPの診断はいまだに除外診断であり，血小板数が10万/μL以下を示す症例のうち，偽性血小板減少症，急性白血病，膠原病，ウイルス感染症，薬剤性血小板減少症，骨髄異形成症候群などの明らかな原因がないものを除外して診断します。PA-IgGやGPⅡb/ⅢaやGPⅠb/Ⅸに対する抗血小板抗体の存在は診断の一助になります。治療は血小板数3万以上を維持することを目標に行います。ヘリコバクター・ピロリ(HP)感染がITPの原因の1つと考えられていることから，HP陽性ITPではHP除菌を行い，HP陰性もしくはHP除菌が無効なら副腎皮質ステロイド(一次治療)を行います。副腎皮質ステロイドが無効の場合，二次治療(脾摘や他の薬の使用)に進みます。

22⟩ PT，APTT

　5年前から高血圧，心房細動の診断のもと内科クリニックに通院している。1週間前から発熱，咳，痰が認められ，気管支炎の診断にて抗生物質と解熱剤が処方された。本日痰に少し血が混じることがあるため受診し，主治医からは「胸部レントゲンでは異常を認めないが，血液検査の結果からワーファリンを減量して経過をみましょう。」と言われたとのこと。

患者背景

75歳男性　身長164cm　体重60kg　来局時血圧138/85mmHg

病歴：高血圧症（55歳），心房細動（70歳），慢性心不全（70歳）にて内科に通院。

喫煙歴：なし　　飲酒歴：ビール700mL/日　サプリメント等の摂取：なし

患者から：気管支炎の内服薬で熱は下がってきましたが，痰に血が少し混じるようになってきましたので再度クリニックに行きました。ワーファリンに関係した血液検査はこれまで安定していました。

処方内容

〈1週間前の処方〉

Rp.1）ブロプレス錠4（カンデサルタン　シレキセチル）　　1回1錠（1日1錠）
　　　　ラシックス錠（フロセミド）20mg　　　　　　　　　1回1錠（1日1錠）
　　　　アルダクトンA錠（スピロノラクトン）25mg　　　　　1回1錠（1日1錠）
　　　　ワーファリン錠（ワルファリンカリウム）1mg　　　　1回2錠（1日2錠）
　　　　　1日1回　朝食後　　　　　　　　　　　　　　　　28日分

Rp.2）クラビット錠（レボフロキサシン水和物）500mg　　　1回1錠（1日1錠）
　　　　　1日1回　朝食後　　　　　　　　　　　　　　　　5日分

Rp.3）カロナール錠500（アセトアミノフェン）　　　　　　1回1錠（1日3錠）
　　　　　1日3回　朝・昼・夕食後　　　　　　　　　　　　5日分

〈本日の処方〉

ムコダイン錠（L-カルボシステイン）500mg	1回1錠（1日3錠）
1日3回　朝・昼・夕食後	5日分

臨床検査値

項目	単位	結果	項目	単位	結果	項目	単位	結果
WBC	/μL	7600	PT	秒	14.1	BUN	mg/dL	15
Neut	%	70.5	PT-INR		3.7	Cre	mg/dL	0.9
LYMP	%	20	APTT	秒	47	TP	g/dL	6.7
MONO	%	6	AST	U/L	28	Alb	g/dL	4.0
EOS	%	3	ALT	U/L	24	LDL-C	mg/dL	115
BASO	%	0.5	LDH	U/L	123	HDL-C	mg/dL	45
RBC	×10⁴/μL	410	ALP	U/L	72	TG	mg/dL	93
Hb	g/dL	12.3	γ-GT	U/L	45	GLU	mg/dL	119
Ht	%	39.5	ChE	U/L	285	HbA1c	%	6.1
PLT	×10⁴/μL	16.5	T-Bil	mg/dL	0.4	CRP	mg/dL	1.4

尿蛋白（−）　尿潜血（−）　尿糖（−）

問題

Q1　検査データから読み取れる内容として正しいものはどれか。
2つ選べ。

a．溶血所見がある	b．APTT延長がある	c．血小板数増加がある
d．PT-INRは正常である	e．炎症マーカーの上昇がある	

Q2　この時点で尋ねるべき質問はどれか。2つ選べ。

a．運動量	b．排尿回数	c．腰痛の有無
d．食事摂取量	e．アルコール摂取の有無	

Q3　PTとAPTTの両方が延長する原因はどれか。2つ選べ。

a．DIC	b．肝硬変	c．血友病
d．von Willebrand病	e．抗リン脂質抗体症候群	

◊ 正解 ◊
22 PT，APTT

A1　b．APTT 延長がある　　e．炎症マーカーの上昇がある
A2　d．食事摂取量　　e．アルコール摂取の有無
A3　a．DIC　　b．肝硬変

解説

①検査値のプロブレムを整理する

#1 リンパ球割合低下，好中球割合増加
#2 RBC，Hb，Ht低値
#3 PT，APTT延長
#4 CRPの軽度上昇

②プロブレムの意味を読み取る

#1 本症例では白血球は基準内ですが好中球が増加し，リンパ球が低下しています。好中球が増加する疾患としては急性細菌感染症があり，相対的にリンパ球が低下することがあります。

#2 男性ではHb13g/dL未満で貧血としますので，本症例は軽度の貧血が認められます。貧血を認めた場合MCV（平均赤血球容積）を計算することで貧血を分類します。本症例のMCVは，MCV = Ht［%］×10/RBC［100万/μL］= 39.5×10/4.10＝96.3となり正球性の貧血です。

#3 心房細動に対する抗凝固療法としてワルファリンを内服しています。70歳以上の患者ではPT-INRの値を1.6〜2.6の範囲に調節することが推奨されています。この患者ではPT-INRの上昇だけでなくAPTTの延長も認められ，APTTを延長する要因やワルファリンの効果を増強している要因がないか考慮する必要があります。

#4 CRPの軽度上昇と好中球比率の増加が認められますが，臨床経過から細菌性の呼吸器感染症に対して抗菌薬が投与されて炎症のマーカーが改善傾向にあると推察されます。

③病態を読み込む

●貧血を認めますが程度は軽いと考えられます。以前の血液データがある場合は，経時的変化を見て貧血が進行しているかどうか判断できます。本症例のMCVは96.3と正球性の貧血ですが，急性出血の場合は正球性のパターンとなり網状赤血球数が上昇しますので参考になります。

●PTは外因系凝固活性化機序を反映する検査で，第Ⅰ，Ⅱ，Ⅴ，Ⅶ，Ⅹ因子の活性低下でPT-INRは上昇します。一方，APTTは内因系凝固活性化機序を反映する検査で，第Ⅰ，Ⅱ，Ⅴ，Ⅷ，Ⅸ，Ⅹ，Ⅺ，Ⅻ因子の活性低下でAPTTは延長します。通常はビタミンKの拮抗薬であるワルファリンの内服によってビタミンK依存性凝固因子であるⅦ，Ⅸ，Ⅹ，Ⅱの順番で凝固因子活性が低下します。Ⅶ因子の半減期が短いため，ワルファリン内服やビタミンK欠乏症ではAPTTの延長よりPT-INRの上昇が先に起こります。ただし，ワーファリン過量投与やビタミンKの欠乏が重度の場合，PTだけでなくAPTTも延長することがあります。

●PTとAPTT共に延長する疾患として，DICや肝硬変などの可能性も考えられますが，T-Bil，AST，ALT，Alb，ChE，PLTの異常は認めないことよりこれらは否定的です。臨床経過から，①気管支炎の診断にて処方された抗菌薬とワルファリンの相互作用，②抗菌薬による腸内細菌叢の減少からビタミンKの合成障害が引き起こされてワルファリンの効果が増強，などがPTやAPTTが延長の原因として考えられます。APTTのみが延長する疾患として，血友病，von Willebrand病，抗リン脂質抗体症候群，後天性血友病があります。

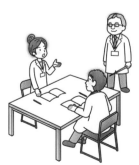

④薬剤師の考察

　この患者はワルファリンを長期内服中に併用薬剤の影響でPTとAPTTが延長したと考えられます。

▶出血傾向の程度を確認のため血痰以外に血便，鼻出血，皮下出血などの徴候がないか尋ねてみます。

▶ワルファリン内服中のPT-INRによるモニタリングでは，いろいろな併用薬剤によってワルファリンの効果が増強や減弱する場合がありますので，原因となりうる薬剤を把握します。

▶飲酒や食事摂取不良によるビタミンK欠乏でワルファリンの効果が増強することがありますので，飲酒の有無や食事摂取量など尋ねます。

▶ワルファリンの内服コンプライアンスの低下や納豆，クロレラ，青汁などのビタミンKを多く含んだ食事や，健康食品によるワルファリンの効果の減弱も注意が必要です。

Follow up ▶

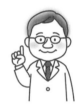

　ワルファリン投与による効果のモニターはPTにて行います。ワルファリン投与でビタミンK依存性凝固因子（Ⅱ，Ⅶ，Ⅸ，Ⅹ因子）が低下しますので，PTとAPTTはともに延長します。ただし，PTにのみ影響するⅦ因子の半減期が最も短いため，ワルファリン投与による効果がAPTTに比してPTのほうが鋭敏だからです。本症例ではワルファリンが減量されます。PT-INRの推移を継続して見守ってください。PT-INRが予測範囲外の場合は，併用薬剤だけでなく内服コンプライアンスや食事の変化などがないか尋ねてみてください。

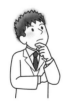

疾患の知識　血友病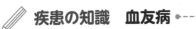

　PT，APTT が延長する疾患は多くの場合，PT と APTT が共に延長しています。これは凝固因子の肝臓での合成が低下した場合（肝硬変など）や凝固因子の消費亢進（DIC など）の場合にみられます。ワルファリン使用時もビタミン K 依存性の凝固因子である II，VII，IX，X 因子が低下しますので PT と APTT が共に延長しています（量調整には PT を目安にしますが）。一方，頻度は高くはありませんが PT が正常で APTT のみ延長する疾患もあり，APTT のみ延長することで気づかれる疾患もあります。PT 正常 APTT のみ延長は内因系凝固のみに関わる VIII，IX，XI，XII 因子のいずれかが異常な場合に起こります。このなかには先天性の場合（血友病 A，B や von Willebrand 病など）と後天的な場合（後天性血友病，抗リン脂質抗体症候群）があります。

　血友病は血液凝固第 VIII 因子あるいは第 IX 因子の量的，質的異常による先天性出血性疾患です。VIII 因子欠乏が血友病 A で IX 因子欠乏が血友病 B です。通常は男児のみに発症し，血友病 A の罹患率は男子 1 万人あたり 1 人，血友病 B はその 1/5 とされています。伴性劣性遺伝形式をとりますが 30% 程度は孤発例とされています。凝固因子活性の程度により，1% 未満が重症型，1〜5% 未満が中等症型，5% 以上が軽症型と分類されます。出血症状は関節内・筋肉内出血といった深部出血が特徴的です。重症型では乳児期から皮下出血や深部出血が出現し診断されやすいですが，軽症型では自然出血はほとんどなく，抜歯・手術や外傷後の止血困難で気づかれることもあります。出血症状があり，出血時間，血小板数，PT が正常で APTT が延長していれば疑い，第 VIII 因子，IX 因子を測定します。第 VIII 因子，IX 因子いずれか単独で 40% 未満の場合，血友病と診断します。

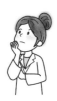

23 尿一般検査（尿蛋白，尿潜血，尿糖）

CASE 23

　近所の内科クリニックに糖尿病，高脂血症の診断のもと通院中の患者である。15年前から当薬局はかかりつけとなっている。糖尿病に関する知識はあるが，おおらかな性格で食事療法，運動療法には積極的ではなかった。昨年，眼底出血を起こし市民病院の眼科に通院を始めたとのこと。眼科医から「糖尿病の合併症として網膜の血管から出血があり，今後失明の可能性がある。」と説明されている。3カ月前から両下腿の浮腫がみられ，徐々に体重が増えてきたという。

患者背景

62歳女性　身長158cm　体重76kg　来局時血圧141/82mmHg

病歴：糖尿病（47歳），高血圧症（52歳），糖尿病性網膜症（61歳）

喫煙歴：なし　　飲酒歴：ビール350mL/週に3度程度

サプリメント等の摂取：なし

患者から：内科の先生から「蛋白尿は3年以上前からあったが，今はネフローゼ症候群になっているかもしれない。糖尿病の合併症と考えるが，尿検査で糖尿病性腎症に合わないところがあるので市民病院の腎臓内科を受診してください。」と言われ，診療情報提供書を渡されました。

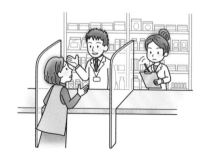

処方内容

Rp.1)	アジルバ錠（アジルサルタン）20mg	1回1錠（1日1錠）
	アムロジピン錠（アムロジピンベシル酸塩）5 mg	1回1錠（1日1錠）
	トラゼンタ錠（リナグリプチン）5 mg	1回1錠（1日1錠）
	グリメピリド錠1 mg	1回1錠（1日1錠）
	ルプラック錠（トラセミド）4 mg	1回1錠（1日1錠）
	1日1回　朝食後	14日分
Rp.2)	メトホルミン塩酸塩錠250mg	1回2錠（1日4錠）
	1日2回　朝・夕食後	14日分

臨床検査値（空腹時）

項目	単位	結果	項目	単位	結果	項目	単位	結果
WBC	/μL	5600	γ-GT	U/L	28	K	mEq/L	3.9
RBC	×10⁴/μL	414	ChE	U/L	589	Cl	mEq/L	102
Hb	g/dL	12.8	T-Bil	mg/dL	0.3	TC	mg/dL	294
Ht	%	39.0	BUN	mg/dL	16.3	LDL-C	mg/dL	198
PLT	×10⁴/μL	16.4	Cre	mg/dL	0.61	HDL-C	mg/dL	58
AST	U/L	31	eGFR	mL/min/1.73㎡	75.3	TG	mg/dL	148
ALT	U/L	42	UA	mg/dL	4.1	GLU	mg/dL	196
LDH	U/L	191	Alb	g/dL	3.2	HbA1c	%	7.9
ALP	U/L	104	Na	mEq/L	137	CRP	mg/dL	0.69

尿蛋白（3＋）　尿潜血（2＋）　尿糖（－）

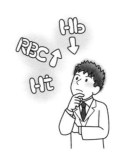

問題 ✎

Q1 検査データから読み取れる内容として正しいものはどれか。

a. 正球性の貧血である
b. 腎臓の尿細管に異常がある
c. 慢性腎臓病の定義に該当する
d. アルコール性肝障害と考えられる
e. 糖尿病のコントロールは良好である

Q2 試験紙法で尿蛋白は「3＋」はどの程度の蛋白尿か。可能性のあるものを2つ選べ。

a. 10mg/dL
b. 30mg/dL
c. 100mg/dL
d. 300mg/dL
e. 1000mg/dL

Q3 このケースとは関係なく糖尿病性腎症の病期の判断として正しいものはどれか。すべて選べ。

a. 尿アルブミン(Alb)が100mg/g CreでeGFR 90なので第1期(腎症前期)と判断した
b. 尿Albが100mg/g CreでeGFRが45なので第2期(早期腎症期)と判断した
c. 尿Albが100mg/g Cre eGFRが25の場合第3期(顕性腎症期)である
d. 尿蛋白0.3g/dL，eGFRが35なので第4期(腎不全期)と判断した
e. 透析導入となれば第5期(透析療法期)である

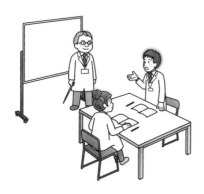

23 尿一般検査(尿蛋白，尿潜血，尿糖)

Q4 このケースは糖尿病性腎症のどの病期と判断できるか。

a．第1期 b．第2期 c．第3期
d．第4期 e．第5期

Q5 尿潜血「2＋」から考えられる記載のうち<u>誤っている</u>ものはどれか。

a．尿沈渣に赤血球が認められれば血尿である
b．尿沈渣に赤血球がなければヘモグロビン尿の可能性がある
c．血尿はネフロンの糸球体から尿道までのどこの病気でも起こりうる
d．膀胱炎の場合は沈渣の赤血球は変形している
e．糸球体の疾患由来の血尿の場合，沈渣に赤血球円柱を伴うことがある

Q6 本症例の結果で糖尿病性腎症に<u>合致しない</u>所見はどれか。

a．eGFR 75.3 b．尿蛋白3＋ c．尿潜血2＋
d．HbA1c 7.9％ e．アルブミン 3.2g/dL

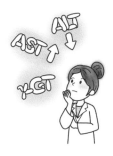

◤正解◢
23 **尿一般検査（尿蛋白，尿潜血，尿糖）**

> **A1** c．慢性腎臓病の定義に該当する
>
> **A2** d．300mg/dL　　e．1000mg/dL
>
> **A3** b．尿 Alb が 100mg/g Cre で eGFR が 45 なので第 2 期（早期腎症期）と判断した。
>
> 　　 e．透析導入となれば第 5 期（透析療法期）である
>
> **A4** c．第 3 期
>
> **A5** d．膀胱炎の場合は沈渣の赤血球は変形している
>
> **A6** c．尿潜血 2 ＋

解説

①検査値のプロブレムを整理する

#1 ALT 高値

#2 ChE 高値

#3 アルブミン低値

#4 TC 高値，LDL-C 高値

#5 高血糖，HbA1c 高値

#6 尿蛋白 3 ＋

#7 尿潜血 2 ＋

②プロブレムの意味を読み取る

#1 ALT が軽度上昇しています。トランスフェラーゼ上昇が ALT 優位の場合は肝臓に原因があることが多く，線維化を伴わない慢性肝炎，脂肪肝，薬物性肝障害などが考えられます。

#2 ChE の上昇は栄養過多，蛋白や脂質代謝の亢進を反映するため，過栄養性脂肪肝，2 型糖尿病，ネフローゼ症候群，甲状腺機能亢進症などが予測されます。ネフローゼ症候群では，血中アルブミン低下による肝臓での蛋白質合成が上昇したためと考えられています。

#3　Albが低下する原因としては，①肝臓での合成が低下，②体外へのAlbの漏出，③低栄養状態，④異化の亢進などがあります。①には肝硬変など肝疾患が，②には尿中へAlbが漏れ出るネフローゼ症候群が該当します。

#4　TCやLDL-Cは年齢とともに増加しますが，胆汁うっ滞，甲状腺機能低下症，ネフローゼ症候群，家族性高コレステロール血症などでは二次的にTC，LDL-Cは上昇します。

#5　空腹時血糖が高値であり，最近2カ月の血糖値を反映するHbA1cも高値です。HbA1cは7.0%以下を治療目標にしますので糖尿病のコントロールが不良であることを示します。

#6　試験紙法の結果の「1＋」は尿蛋白30mg/dL，「2＋」は100mg/dL，「3＋」は300mg/dLに相当します（試験紙の種類によっては4＋と出るものもあり，この場合1000mg/dL以上が想定されます。尿蛋白は生理的に出る場合もありますが「3＋」以上なら腎臓の糸球体に明らかな異常があり，腎臓専門医の診察が望まれます。

#7　尿潜血が陽性ですので血尿もしくはHbやMbなどのヘム蛋白が尿に混入していることを示しています。尿沈渣に赤血球が認められれば血尿です。血尿は糸球体から尿道までのどこの病気でも起こりえますが，①腎臓の糸球体障害による血尿（IgA腎症などでみられ尿沈渣中の赤血球は変形し，赤血球円柱を伴うことが多い），②糸球体よりも下の尿路の異常（腎結石，膀胱がん，腎臓がんなどでみられ尿沈渣中の赤血球は正常の形をしている）に分けて考えます。Hb尿は血管内で溶血が起こり，尿潜血陽性となります。

③病態を読み込む

●本症例は経過の長い糖尿病の患者で尿蛋白3＋でアルブミン低下を認めています。ネフローゼ症候群の診断基準では蛋白尿が3.5g/日以上，アルブミン3.0g/gL以下が必須基準です。Albが3.2g/dLの現時点ではネフローゼ症候群とはいえませんが，かなり糸球体の障害は強そうです。

●糖尿病性腎症は経過の長い糖尿病では頻度高くみられます。その病期は第1期から第5期に分かれます。第1期（腎症前期）は尿アルブミン（Alb）が30mg/g Cre未満でeGFRが30以上の場合，第2期（早期腎症期）は尿Albが30〜299mg/g CreでeGFRが30以上の場合，第3期（顕性腎症期）は

尿Albが300mg/g Cre以上か尿蛋白が0.5g/g Cre以上でeGFRが30以上の場合，第4期（腎不全期）は尿蛋白量に関係なくeGFRが30未満の場合です。透析導入となれば第5期（透析療法期）となります。

●糖尿病性腎症は蛋白尿を伴いますが血尿を伴うことは少ないことが知られています。糖尿病患者には，尿蛋白陽性かつ尿潜血陽性の場合は糖尿病性腎症以外の原因の検索も必要です。

●本症例はChE上昇，LDL-C上昇を伴っています。ネフローゼ症候群のような尿からの蛋白漏出が多いときは，蛋白合成などが亢進しているからと考えられます。

④薬剤師の考察

　本症例は糖尿病（治療薬から2型が考えられます）に蛋白尿を伴っています。また，病歴から眼底出血を伴っており網膜症が疑われます。蛋白尿は多いですがeGFRは保たれており，糖尿病性腎症とすると病期は第3期（顕性腎症期）に該当します。

▶本症例は蛋白尿とともに血尿がありそうです。糖尿病性腎症は蛋白尿を伴いますが血尿を伴うことは少ないことから，主治医は他の原因はないかを一度精査したほうがよいと考えたようです。糖尿病に他のタイプの腎炎が合併や尿路系の疾患を合併することは稀ではないからです。

▶糖尿病性腎症第3期はeGFRが60以上に保たれていることも多いのですが，今後徐々に低下していくことが予想されます。血圧を十分コントロールし，糸球体内圧をコントロールすることでGFR低下速度が抑制されます。ただし，急速な治療でGFR低下することもありますので，厳重な監視が必要です。

▶糖尿病性腎症によるネフローゼ症候群では，糸球体内圧低下により蛋白尿を減らすためACE阻害薬やARB投与やループ利尿薬で浮腫をコントロールすることなどが行われます。これらはすでに投与されていますので，今後，主治医は利尿薬の量や投与回数を増やしていくかもしれません。また，低K血症などの電解質異常にも配慮が必要かもしれません。

Follow up ▶

　ネフローゼ症候群は，尿蛋白（UP）の程度と腎機能（BUN, Cre，eGFR）を軸にフォローアップします。糖尿病の場合のように，二次性ネフローゼ症候群の場合は原病の状態（糖尿病の場合は血糖，HbA1c）にも注意します。糖尿病性腎症によるネフローゼ症候群のコントロールは容易でないですが，ARBやループ利尿薬の調節等でUPは改善するかもしれません。一方，ネフローゼ症候群での利尿薬増量は電解質やeGFRに悪影響を及ぼす場合もあります。

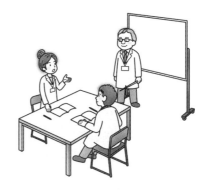

23 尿一般検査（尿蛋白，尿潜血，尿糖）

疾患の知識　糖尿病性腎臓病

　糖尿病腎症とは，主に慢性的な高血糖によって惹起される糸球体毛細血管を中心とした微小血管障害です。特徴的な糸球体の病理学的所見（びまん性病変，結節性病変，滲出性病変）を呈し，進行すると糸球体が潰れてしまい，末期腎不全に至ります。糖尿病腎症は，5〜10年以上の糖尿病の罹病歴があると発症しやすくなります。このような患者に血尿を伴わない，微量アルブミン尿もしくは持続性蛋白尿，があれば糖尿病腎症の可能性は高いといえます。糖尿病網膜症の合併は重要な情報となり，網膜症を伴わない0.5g/日以上の蛋白尿を呈する場合は，非糖尿病性腎疾患も考えておかねばなりません。わが国では通院中の糖尿病患者のうち約40%が糖尿病性腎症を有していると考えられます。糖尿病性腎症の発症，進展を抑えるためには，高血糖と糸球体内の血圧をコントロールすることが重要です。糸球体内血圧のコントロールには，レニン−アンジオテンシン系阻害薬が有用で第一選択薬となります。また，糖尿病治療薬であるSGLT2阻害薬は糖尿病性腎症に対する腎保護作用を有することも報告されています。このような糖尿病性腎症の進展は，まず蛋白尿が進行し（微量アルブミン尿から持続性蛋白尿になる），持続性蛋白尿になってからGFRが低下するのが一般的です。しかし，近年顕性アルブミン尿を伴わないのに腎機能低下を来す非典型的な臨床経過の糖尿病患者が増えています。このような経過は，糖尿病に，加齢や高血圧による動脈硬化，脂質異常症，などの影響が加わったものと考えられます。最近は，このような患者と典型的糖尿病性腎症をあわせて糖尿病性腎臓病（DKD）という病名が使用されるようになってきました。

23》尿一般検査（尿蛋白，尿潜血，尿糖）

Step3

検査値を経時的に読んで
診療の流れを理解しよう

Case 1 〉 自己免疫性肝炎

Scene 1 〉

　半年前から肝疾患を指摘され大学病院に通院していた患者である。病状が安定してきたので近在の市立病院（消化器内科）で治療を継続することとなった。通っていた大学病院は今後も半年に1度だけ検査のため通院するという。市立病院は本日初診なのでいろいろな検査を受けたとのこと。本日，同院の処方箋を持って初めて当薬局を訪れた。本日受けた検査結果の一部（後日出る検査結果もある）を患者から見せてもらうことができた。

患者背景

45歳女性　身長160cm　体重55kg　来局時血圧122/77mmHg

職業：主婦（5年前まで保育士をしていた）　　喫煙歴：なし　　飲酒歴：なし

サプリメント等の摂取：なし

処方内容

Rp. 1) プレドニゾロン錠5mg　　　　　　　　1回1.5錠（1日1錠）

　　　　ガスター錠（ファモチジン）20mg　　　1回1錠（1日1錠）

　　　　1日1回　朝食後　　　　　　　　　　56日分

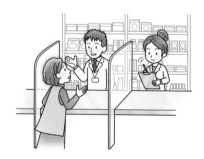

臨床検査値（本日）

項目	単位	結果	項目	単位	結果	項目	単位	結果
WBC	/μL	9400	ALP	U/L	98	TC	mg/dL	207
RBC	×10⁴/μL	446	γ-GT	U/L	58	LDL-C	mg/dL	118
Hb	g/dL	13.3	T-Bil	mg/dL	0.7	HDL-C	mg/dL	58
Ht	%	40.4	AMY	U/L	98	TG	mg/dL	146
PLT	×10⁴/μL	20.4	BUN	mg/dL	14.3	GLU	mg/dL	99
PT	%	94	Cre	mg/dL	0.61	HbA1c	%	6.9
AST	U/L	45	UA	mg/dL	6.1	CRP	mg/dL	0.19
ALT	U/L	62	TP	g/dL	8.1			
LDH	U/L	210	Alb	g/dL	3.9			

尿蛋白（－）　尿潜血（－）　尿糖（－）

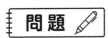

Q1　検査データから読み取れる内容として<u>誤っている</u>ものはどれか。

a．AST, ALTは上昇している（ALT優位）　　b．γ-GTは上昇している
c．HbA1cは高値である　　　　　　　　　　d．A/G比は高値である
e．白血球数は高値である

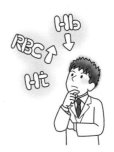

Scene 2 》

　お話を伺うと、「半年前に全身倦怠感にて発症し、AST、ALTは500以上でT-Bilも3mg/dLまで上がったため大学病院に入院となり腹部超音波検査（肝臓が腫れているだけと言われた）や肝生検と受けた。プレドニゾロン（最初は40mg/日）は入院後すぐに開始され、少しずつ減量になり、1カ月で退院になった」とのこと。

臨床検査値（大学病院入院時）

項目	単位	結果	項目	単位	結果	項目	単位	結果
WBC	/μL	9800	LDH	U/L	410	TP	g/dL	9.7
RBC	×10⁴/μL	446	ALP	U/L	125	Alb	g/dL	3.7
Hb	g/dL	13.9	γ-GT	U/L	48	TC	mg/dL	187
Ht	%	42.1	T-Bil	mg/dL	3.0	LDL-C	mg/dL	78
PLT	×10⁴/μL	28.4	AMY	U/L	108	HDL-C	mg/dL	58
PT	%	52	BUN	mg/dL	11.3	TG	mg/dL	196
AST	U/L	545	Cre	mg/dL	0.61	GLU	mg/dL	89
ALT	U/L	512	UA	mg/dL	6.9	CRP	mg/dL	1.45

尿蛋白（±）　尿潜血（−）

項目	結果	項目	単位	結果	基準値
HBs抗原	陰性	抗核抗体	倍	640	40未満
HCV抗体	陰性	IgG	mg/dL	2900	820〜1740

問題 🖊

Q2 この患者に病態を考えたうえでのプロブレムとして誤っているものはどれか。

a．強い肝細胞障害　　　　　　b．肝合成能の低下
c．胆汁うっ滞　　　　　　　　d．高IgG血症
e．抗核抗体陽性

Case 1 》 自己免疫性肝炎

Scene 3

　本症例は「自己免疫性肝炎」と診断されていることを患者から伺うことができた。この診断をもとに現在の薬物治療を考えてみた。

問題 ✏

Q3 自己免疫性肝炎の治療に効果があるのはどれか。すべて選べ。

a．プレドニゾロン
b．アザチオプリン
c．ウルソデオキシコール酸
d．ペグインターフェロン
e．ビタミンE

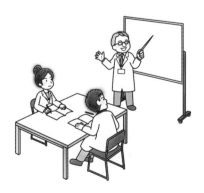

◀ 正解 ▶

Scene 1 》

> **A1**　d．A/G 比は高値である

解説

① Scene 1 の検査値のプロブレムを整理する

#1 AST，ALT 高値（ALT 優位）　　**#2** γ-GT 軽度高値

#3 HbA1c 軽度高値　　**#4** A/G 比軽度低値　　**#5** 白血球軽度高値

② Scene 1 の検査値から読み取れる病態

　本症例はプレドニンを治療で用いている肝疾患の女性です。

#1 本症例では AST/ALT 比は約0.7と算出できます。AST/ALT＜1であり，肝疾患（慢性肝炎，脂肪肝，薬物性肝障害）などが考えられます。AST，ALT の上昇だけでは肝疾患の原因までわかりません。肝炎ウイルスの検索，抗核抗体などの自己抗体の検索，腹部超音波検査結果を入手すると病態の理解に役立ちます。

#2 γ-GT は胆汁うっ滞で上昇しますが，軽度上昇は肝細胞障害が主の肝炎でもみられます。また飲酒，薬剤により誘導され上昇します。

#3 血糖値は基準範囲ですが HbA1c が6.9％と上昇しています。食後高血糖の可能性があります。本症例はプレドニンを内服されていますので，ステロイド糖尿病（ステロイド投与をされた際に発症する糖尿病で食後血糖が高くなりやすい）の可能性もあります。

#4 データの表には直接出ていませんが，アルブミン（A）/グロブリン（G）比は0.93（基準範囲1.32～2.23）と低下しています。本症例では血清蛋白のグロブリンが上昇している可能性があります。肝疾患のなかではガンマグロブリンが増加しやすい肝硬変や自己免疫性肝炎でみられることがあります。

#5 軽度の上昇がみられます。白血球上昇は腫瘍性の場合と反応性に起こるものがあります。頻度は後者が多く，その原因の多くは感染ですが，薬物でみられることもあります。

◣ 正解 ◢
Scene 2 ▷

> **A2**　c. 胆汁うっ滞

解説

Scene 2 の検査値と入院後経過を踏まえたプロブレムの整理

#1 AST，ALT上昇（AST優位）：腹部超音波検査で肝腫大があるのみで500以上までtransferaseは上昇しており，かなり強い肝細胞のダメージが起こっています。γ-GTやALPが軽度上昇にとどまるので肝炎が原因と考えてよいでしょう。原因としてはA型肝炎，E型肝炎の除外はまだできていませんがHBV，HCVの関与は少なそうです。

#2 A/G比低値：このときのA/G比は0.61で，やはりグロブリンの増加を認めます。A/G比低値のときには血清蛋白分画を見てγ位の分画がどのように変化しているか確認したいところです。

#3 プロトロンビン時間(%)低下：肝炎を来している患者においてPT（%）は肝臓における合成能を示します。

#4 ただちにプレドニゾロン(PSL)を40mg/日使用するという医師の判断：重症肝炎ではPSLを用いて治療することはありますが **#1** **#2** の結果のみから，ただちにPSLを使用することはないと考えてよいです。本症例は抗核抗体が高力価陽性でIgGも高く，使用開始の段階で医師は自己免疫性肝炎を強く考えていると思われます。自己免疫性肝炎では抗核抗体や抗平滑筋抗体が陽性になり，血清蛋白分画で高γグロブリンを認めます（IgGの高値を反映）。

#5 白血球軽度高値：急性肝炎時には（原因にもよりますが）白血球数は上昇することも低下することもあり一定ではありません。今回の結果はPSL投与前ですが，PSLには白血球を増加させる働きと好酸球を低下させる働きがあります。

◢ 正解 ◣
Scene 3

> **A3**　a．プレドニゾロン　　b．アザチオプリン
> 　　　　c．ウルソデオキシコール酸

解説

①疾患の理解と診断

　肝炎の原因には肝炎ウイルス，アルコール，薬物に加え自己免疫機序によるものもあります。自己免疫性肝炎は自己免疫機序が関与し肝細胞障害を来す肝炎で，経過は急性肝炎様に発症し，慢性に経過する場合や最初から慢性的経過をたどることが多いです。中年以降の女性に好発します。自己免疫性肝炎の一部（1/3）には他の自己免疫疾患を合併することがあります。合併頻度の高いものとしては慢性甲状腺炎，シェーグレン症候群，関節リウマチなどです。

　治療法はプレドニゾロンや免疫抑制薬の使用であり，血清トランスフェラーゼの正常化を目標とします。第一選択薬はプレドニゾロンですが，再燃を繰り返す症例では免疫抑制薬のアザチオプリンを使用します。アザチオプリンには骨髄抑制（貧血，無顆粒球症，血小板減少），感染症，肝障害などの副作用があります。またプレドニゾロン漸減時や軽度の再燃時には，ウルソデオキシコール酸を併用することで血清トランスアミナーゼの持続正常化を得られる場合があります。

②薬物治療に関する考察

　すでに「自己免疫性肝炎」と診断されていることを踏まえて「自己免疫性肝炎（AIH）診療ガイドライン（2016年）」をみてみました。診断基準に従うと，1．他の原因による肝障害が否定される，2．抗核抗体陽性あるいは抗平滑筋抗体陽性，3．IgG高値（＞基準上限値1.1倍），5．副腎皮質ステロイドが著効する，を満たしています。診断のカテゴリーとしては自己免疫性肝炎の典型例であることが確認されました。

　　　　　　　　　　　　　　　　　　　　Case 1 ▶ 自己免疫性肝炎

　本症例は自己免疫性肝炎の診断のもとPSL7.5mg/dLで治療中ですがトランスフェラーゼは完全には正常化しておらず，今後，主治医は①PSLの増量（10mg／日），②ウルソの併用，③アザチオプリンの併用，などを考えるかもしれません。

自己免疫性肝炎(AIH)診療ガイドライン(2016年) Ver 3 (2020年1月)
厚生労働省難治性疾患政策研究事業「難治性の肝・胆道疾患に関する調査研究」班

Ⅱ．診断
1．他の原因による肝障害が否定される
2．抗核抗体陽性あるいは抗平滑筋抗体陽性
3．IgG高値(＞基準上限値1.1倍)
4．組織学的にinterface hepatitisや形質細胞浸潤がみられる
5．副腎皮質ステロイドが著効する

典 型 例：上記項目で1を満たし，2～5のうち3項目以上を認める。
非典型例：上記項目で1を満たし，2～5の所見の1～2項目を認める。

註
1．副腎皮質ステロイド著効所見は治療的診断となるので，典型例・非典型例ともに，治療開始前に肝生検を行い，その組織所見を含めて診断することが原則である。ただし，治療前に肝生検が施行できないときは診断後速やかに副腎皮質ステロイド治療を開始する。
2．国際診断基準のスコアが計算できる場合にはその値を参考とし，疑診以上は自己免疫性肝炎と診断する。
3．診断時，既に肝硬変に進展している場合があることに留意する。
4．急性発症例では，上記項目2，3を認めない場合がある。また，組織学的に門脈域の炎症細胞を伴わず，中心静脈域の壊死，炎症反応と形質細胞を含む単核球の浸潤を認める症例が存在する。
5．診断が確定したら，必ず重症度評価を行い，重症の場合には遅滞なく，中等症では病態に応じ専門機関へ紹介する。なお，1のみを満たす症例で，重症度より急性肝不全が疑われる場合も同様の対応をとる。
6．簡易型国際診断基準で疑診以上の場合は副腎皮質ステロイド治療を考慮する。
7．抗ミトコンドリア抗体が陽性であっても，簡易型国際診断基準で疑診以上の場合には副腎皮質ステロイド治療を考慮する。自己免疫性肝炎での抗ミトコンドリア抗体陽性率は約10％である。
8．薬物性肝障害(Drug-induced liver injury：DILI)の鑑別にはDDW-J 2004薬物性肝障害診断スコアリングおよびマニュアルを参考にする。
9．既知の肝障害を認め，この診断指針に該当しない自己免疫性肝炎も存在する。

Case 2 ▷ 大腸がん

Scene 1 ▷

　何でもよく話してくれる明るい女性で，当薬局はかかりつけ薬局になっており4週に1度必ず来局される。約5年前から近医の整形外科にて変形性膝関節症の診断のもと通院加療を行っている。膝の痛み以外自覚症状はない。半年前からときどきへその周りに鈍痛がみられたため，同医にて胃薬の処方も受けるようになった。腹痛は少し改善したが徐々に体重が減ってきた（半年で5kg）ので本日は採血を受けたという。検査値に異常があるので，市民病院の内科を受診するように指示された。本日は整形外科の処方箋を持参して来られたが，本日受けた検査結果を患者から見せてもらうことができた。今までは血液検査で異常と言われたことはないとのこと。

患者背景

74歳女性　身長150cm　体重55kg（6カ月前は60kg）

職業：主婦　　喫煙歴：なし　　飲酒歴：なし　　サプリメント等の摂取：なし

処方内容

Rp.1）セレコキシブ錠100mg　　　　　　　　1回1錠（1日2錠）

　　　ファモチジン錠20mg　　　　　　　　　1回1錠（1日2錠）

　　　　1日2回　朝・夕食後　　　　　　　　28日分

Rp.2）レバミピド錠100mg　　　　　　　　　1回1錠（1日3錠）

　　　　1日3回　朝・夕・就寝前　　　　　　28日分

臨床検査値（本日）

項目	単位	結果	項目	単位	結果	項目	単位	結果
WBC	/μL	7400	ALP	U/L	69	Alb	g/dL	4.1
RBC	×10⁴/μL	396	γ-GT	U/L	21	TC	mg/dL	207
Hb	g/dL	8.4	T-Bil	mg/dL	0.9	LDL-C	mg/dL	119
Ht	%	27.4	AMY	U/L	118	TG	mg/dL	126
PLT	×10⁴/μL	20.4	BUN	mg/dL	19.3	GLU	mg/dL	90
AST	U/L	23	Cre	mg/dL	0.69	CRP	mg/dL	0.11
ALT	U/L	12	UA	mg/dL	6.9			
LDH	U/L	140	TP	g/dL	7.1			

尿蛋白(−)　尿潜血(−)　尿糖(−)　CEA 結果未　Fe 結果未　TIBC 結果未

問題

Q1 検査データから読み取れる内容として誤っているものはどれか。すべて選べ。

a．AST，ALTは上昇している　　　b．γ-GTは上昇している
c．赤血球数は基準値内である　　　d．ヘモグロビンは低値である
e．MCVは小さい

Scene 1-2

　3日後，市民病院内科を受診され，鉄剤（クエン酸第一鉄ナトリウム）の処方箋を持参された。このときに伺うと，鉄が不足していること，CEAの上昇を認めたとのこと［Fe 5μg/dL以下（基準値：29〜164），TIBC 485μg/dL（基準値：246〜410），CEA 12.5ng/mL（基準値：2.5以下）］。来週，上部および下部消化管内視鏡検査，胸部と腹部のCTを受け，治療方針を決めるという。

Scene 2

　2カ月が経過し久しぶりに来局された。お話を伺うと，「下部消化管内視鏡検査を受け，S状結腸にがんが見つかりました。CT検査，PET-CT検査では転移もなかったので，大腸切除術を受けました。」とのこと。手術は上手くいったが，リンパ節転移があったためStageⅢになるので担当の医師から6カ月間通院での化学療法を勧められ（医師から説明のあったときの資料を拝見でき，5-FU（フルオロウラシル）/LV（レボホリナート）療法と確認できた），先週から週1回点滴しているという。数日前から少し食思不振となり1日2，3回の軟便となったとのこと。

| 処方内容

Rp. 1）ファモチジン錠20mg	1回1錠（1日2錠）
1日2回　朝・夕食後	7日分
Rp. 2）レバミピド錠100mg	1回1錠（1日3錠）
ビオフェルミン錠	1回1錠（1日3錠）
1日3回　朝・夕・就寝前	7日分
Rp. 3）ロペラミド塩酸塩錠1mg	1回2錠（1日2錠）
1日1回　夕食後	7日分

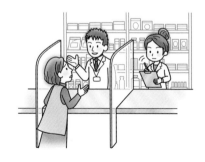

Scene 2-2

　その後，毎週処方箋を持って来局された。5-FU/LV療法を開始して8週経過した日に「今日は検査結果が悪いので治療が中止になりました。食欲の低下があり，下痢は1日に5回程度みられます」とのこと。この日の検査結果を拝見できた。

臨床検査値

項目	単位	結果	項目	単位	結果	項目	単位	結果
WBC	/μL	2900	AST	U/L	33	Alb	g/dL	2.9
Neut	%	40	ALT	U/L	32	Na	mEq/L	136
LYMP	%	45	LDH	U/L	214	K	mEq/L	2.8
MONO	%	10	ALP	U/L	79	Cl	mEq/L	105
EOS	%	4	γ-GT	U/L	31	TC	mg/dL	237
BASO	%	1	T-Bil	mg/dL	0.8	TG	mg/dL	116
RBC	×10⁴/μL	402	BUN	mg/dL	17.3	GLU	mg/dL	109
Ht	%	37.4	Cre	mg/dL	0.72	CRP	mg/dL	0.29
PLT	×10⁴/μL	10.4	UA	mg/dL	6.3			
PT	%	98	TP	g/dL	6.1			

尿蛋白(1+)　CEA 2.6ng/mL

問題 🖊

Q2 検査値から読み取れる病態として誤っているものはどれか。2つ選べ。

- a．低栄養
- b．骨髄抑制
- c．低K血症
- d．肝不全
- e．ネフローゼ症候群

Scene 3

5-FU/LV療法を開始して8週経過したところで副作用が強くなったが，患者の希望にて通院化学療法は途中さらに2回5-FU/LV療法を中断した。計6カ月の治療を全うし，その後市民病院で2カ月毎の外来フォローとなった。

問題 🖊

Q3 今後，検査をフォローアップした際に再発が示唆される検査所見はどれか。すべて選べ。

a．ALP上昇
b．AFP上昇
c．CA19-9上昇
d．クレアチニン上昇
e．ALT優位のトランスフェラーゼ上昇

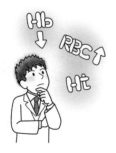

Case 2 》大腸がん

NOTE

◁ 正解 ▷
Scene 1 〉〉

> **A1**　a．AST，ALT は上昇している
> 　　　　b．γ-GT は上昇している

解 説

① Scene 1 の検査値のプロブレムを整理する

#1 Hb，Ht低値
#2 MCV（計算すると）低値

② Scene 1 の検査値から読み取れる病態

　本症例は変形性膝関節症以外，健康上の問題点は指摘されたことがない女性です。今回の採血結果にて，#1 #2 の検査値の問題点があげられました（過去の採血結果は後日拝見できましたが，これらの問題点は確認できませんでした）。

#1 #2 ヘモグロビンが明らかに低下しており貧血の状態です。貧血があれば（なくても）MCVを計算するくせを付けましょう。MCVは，「Ht（%）×10^3÷赤血球数（×10^6）」で求めることができ，本症例では69.2となります。赤血球恒数にはMCV，MCH，MCHCなどがありますが，MCVは特に有用です。MCVの値から貧血の原因を絞ることができるからです。MCVが基準値より低値の場合は小球性貧血といいます。鉄欠乏性貧血，慢性炎症に伴う二次性貧血，サラセミア，鉄芽球性貧血などが含まれますが，頻度としては鉄欠乏性貧血が最も高いと考えてよいと思います。本症例では血清鉄（Fe），総鉄結合能（TIBC：total iron binding capacity）も結果はまだですが測定されています。鉄欠乏性貧血の場合はFe低値でTIBC高値となります。

Case 2 〉**大腸がん**

① Scene 1–2の検査値のプロブレムを整理する

#1 Fe低値でTIBC高値
#2 CEA高値

② Scene 1–2の検査値から読み取れる病態

#1 小球性貧血があることが分かっていますので，本症例は鉄欠乏性貧血と診断できます。鉄欠乏性貧血は鉄が不足することで赤血球中に含まれるヘモグロビンが作れなくなることによって生じる貧血です。原因としては，鉄の摂取不足の可能性もありますが，出血（月経や消化管からの出血）が原因のことがあります。急に起こってきた貧血の場合，出血が原因のこともありますので，消化管や子宮に出血源がないか検索が必要です。

#2 CEAは腫瘍のマーカーとして利用されている分子量18～20万の糖蛋白です。正常組織（皮膚，食道，胃，大腸，胆嚢，胆管，膵，乳腺，肺胞，気管支，甲状腺および尿管）でもCEAを発現していますが，健康な場合，血中では少量存在するのみです。多くのがん（結腸がん，直腸がん，転移性肝がん，膵がん，胆道がん，肺がん，胃がん，食道がん，乳がん，子宮がん，卵巣がん，泌尿器がん，甲状腺髄様がん）ではCEAの産生が高まり，血清CEA値も病期を反映して上昇します。ただし，喫煙者やさまざまな良性疾患でも上昇する場合がありますので，CEA上昇の判断は慎重にしなければなりません。

③ 薬剤師の考察

　鉄欠乏性貧血がみられCEA上昇を伴っています。体重減少もあることを考えると，医師は消化器のがんを疑っているかもしれません。医師による原因検索が始まったばかりですので，今後の診断結果を待ちたいと思います。

◢ 正解 ◣

Scene 2 ▶

> **A2**　d．肝不全　　e．ネフローゼ症候群

解説

① Scene 2-2 の検査値のプロブレムを整理する

- **#1** アルブミン低値
- **#2** 白血球減少
- **#3** 血小板減少
- **#4** 蛋白尿 1 ＋
- **#5** 低 K 血症

② Scene 2-2 の検査値から読み取れる病態

#1 Alb 低下は，①栄養状態の悪化，②肝での合成能の悪化，③体外への蛋白の漏出（尿や消化液を介して），を反映して起こります。本症例は他の肝合成指標の PT が正常で，ビリルビン，他の肝臓のマーカーから肝不全はないことが分かります。食思不振による摂食低下が原因の可能性があります。

#2 **#3** 白血球減少症は，①ウイルス感染，②さまざまな血液疾患でみられますが，③日常臨床で最もよく遭遇するのは薬物による骨髄抑制です。血小板数の減少は，①血小板の産生に障害のある場合：再生不良性貧血，骨髄異形成症候群，白血病，悪性貧血，抗がん薬の投与など，②血小板の破壊または消費が亢進している場合：特発性血小板減少性紫斑病，全身性エリテマトーデス，DIC など，③血小板の体内分布に異常がある場合：肝硬変など，があります。本症例は抗がん薬使用中に白血球と血小板が低下したことから，骨髄抑制が起こっていると考えてよいでしょう。

#4 試験紙法の結果の「1 ＋」は，尿蛋白 30mg/dL に相当します。ネフローゼ症候群は 1 日蛋白尿が 3.5g 以上（1 日尿量は 1 〜1.5L ですので，おおむね 300mg/dL くらいはあります。これは「3 ＋」に相当します）と定義づけられています。蛋白尿の程度からネフローゼ症候群とはなりません。

#5　血清Kは2.8mEq/Lと基準値よりも低値を示しています。その原因と
しては，①腎からのKの排泄増加：原発性アルドステロン症，クッシング症
候群など，②下痢や嘔吐などにより腸管からのKの喪失が増加する場合，③
Kが細胞内へ移動：代謝性アルカローシス（呼吸以外の原因で体がアルカリ
性に傾きすぎてしまった病態），インスリンなどの薬剤投与など，④Kの摂
取の低下があります。本症例は食思不振と下痢（5回程度，抗がん薬の有害
事象としてはCTCAE* Grade 1 ~ 2[1]となります）がみられますので，②
と④が原因の可能性があります。

* CTCAE：Common Terminology Criteria for Adverse Eventsの略で，「有害事象共通用語規準」
　　　　と訳されています。治療によるさまざまな程度の有害事象を軽いものから重いものへ，
　　　　Grade 1 ~ Grade 5 に分けています。Grade 1 は軽症，Grade 2 は中等症，Grade 3 は
　　　　重症，Grade 4 は緊急処置を要する程度，Grade 5 は有害事象による死亡を示します。

③薬剤師の考察

　本症例は大腸がんの手術を受けられStage Ⅲ（Stage ⅢのなかにもⅢa，Ⅲb，
Ⅲcがあります）であることが分かった患者です。Stage Ⅱの一部とStage Ⅲは
術後に補助化学療法を行うことで予後の改善が見込まれています。この術後
補助化学療法にはいろいろな方法が報告されています。5-FU/LV療法はそ
の1つで，下痢や口内炎の頻度は高いものの，副作用は比較的軽いので高齢
者に行うことが多いのが現状です。

　本症例は強くはありませんが骨髄抑制がみられます（白血球の低下は抗が
ん薬の有害事象としてはCTCAE Grade 2 となります）。この値をみて治療
を一度中断した可能性はあります。さらに栄養状態も良くなく，下痢と摂取
の低下が原因と考えられる低K血症もみられます。下痢に対してはロペラミ
ド塩酸塩が使われていますが，使用量が少なすぎる可能性もありますので，
どの程度服用しているか尋ねてみることが必要でしょう。抗がん薬の副作用
としての下痢なら4mgで開始して4時間毎に2mg追加してもよいかもし
れません。全身状態にもよりますが，脱水や低K血症の治療に輸液療法が必
要かもしれませんので，医師と相談することを勧めましょう。

⟪ 正解 ⟫

Scene 3 ⟫

A3 a. ALP 上昇　　c. CA19-9 上昇
　　　d. クレアチニン上昇

解説

検査フォローアップの考え方

　大腸がんでは肝転移再発が最も多く，次いで肺転移再発，局所・リンパ節再発の順となっています。再発の時期は約7割が術後2年以内に再発するとされており，特に肝転移再発はほぼ半数が1年以内に認められます。このため医師は定期的に胸腹部CT，骨盤部CTに加え，CEA，CA19-9や肝機能を含めた基本的検査のフォローをします。①AST優位トランスフェラーゼ上昇は腫瘍の再発の所見として有用です。ALT優位の場合は再発の可能性は高くありません。②ALPは胆汁うっ滞のマーカーですが肝臓に腫瘍ができると上昇することもありますのでがんの肝転移のマーカーとなります。③大腸がんの再発の場合CEA，CA19-9上昇が認められます。AFPは肝細胞がんのマーカーとしては有用ですが大腸がんの肝転移には効果は少ないです。④クレアチニンは腎機能マーカーで，直接の再発を示すマーカーではありませんが，がんがリンパ節に転移して両側尿管を圧迫・閉塞すると上昇します。

文献

1) Common Terminology Criteria for Adverse Events (CTCAE) Version5.0 Published：Nov 27, 2017有害事象共通用語規準　v5.0日本語訳JCOG版（略称：CTCAE v5.0 - JCOG) http://www.jcog.jp/doctor/tool/CTCAEv5J_20190905_v22_1.pdf

NOTE

Case 3 〉甲状腺機能低下症

　健診で高血圧症と脂質異常症を指摘された患者である。病院で血液検査が再度行われて，主治医からは「血圧も以前から高値が持続し，健診の結果よりもコレステロール値が高いので血圧とコレステロールを下げる薬を処方します。薬の効果と副作用の有無を確認しますので，1カ月後に来院し再度採血をしましょう。」と言われた。処方箋を持って初めて当薬局を訪れ，検査結果を患者から見せてもらうことができた。

│ 患者背景

48歳女性　身長157cm　体重55kg　来局時血圧152/98mmHg

病歴：特記事項なし

喫煙歴：なし　　飲酒歴：なし　　サプリメント等の摂取：なし

職業：会社員　　趣味：ゴルフ

│ 処方内容

Rp. 1 ）オルメテック錠(オルメサルタン　メドキソミル)20mg　　　1回1錠(1日1錠)

　　　　ロスバスタチン錠(ロスバスタチンカルシウム)2.5mg　　　1回1錠(1日1錠)

　　　　　1日1回　夕食後　　　　　　　　　　　　　　　　28日分

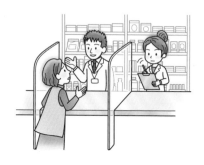

｜臨床検査値（本日）

項 目	単 位	結 果	項 目	単 位	結 果	項 目	単 位	結 果
WBC	/μL	5300	AST	U/L	46	UA	mg/dL	4.3
Neut	%	57	ALT	U/L	23	TP	g/dL	7.3
LYMP	%	34	LDH	U/L	246	Alb	g/dL	4.2
MONO	%	5	ALP	U/L	43	TC	mg/dL	275
EOS	%	3.5	γ-GT	U/L	12	LDL-C	mg/dL	185
BASO	%	0.5	ChE	U/L	358	HDL-C	mg/dL	58
RBC	×10⁴/μL	433	T-Bil	mg/dL	0.8	TG	mg/dL	140
Hb	g/dL	12.5	CK	U/L	280	GLU	mg/dL	96
Ht	%	39.2	BUN	mg/dL	12	HbA1c	%	5.5
PLT	×10⁴/μL	30.3	Cre	mg/dL	0.7	CRP	mg/dL	0.2

尿蛋白（－）　尿潜血（－）　尿糖（－）

 問題

 Q1 検査データから読み取れる内容として正しいものはどれか。
2つ選べ。

a．CKは高値である　　　　　　　b．Hbは低値である
c．ALTは高値である　　　　　　d．LDL-Cは高値である
e．白血球数は高値である

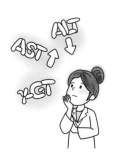

Case 3 甲状腺機能低下症

Scene 2

　4週間経過して受診し再度採血が行われた。主治医からは，「血圧は少し下がりましたね。今日の血液検査ではコレステロールは低下していますが，CKが前回に比べて上昇しています。薬を服用する前からCKが上昇していますので，薬の副作用なのか他に原因があるのかを血液検査を追加して調べます。コレステロールの薬は中止とし，1カ月後，再度採血を行いますので受診してください。」と説明を受けた。少し不安になり検査結果を見せて相談してきた。

臨床検査値（4週間後）

項　目	単　位	結　果	項　目	単　位	結　果	項　目	単　位	結　果
WBC	/μL	5400	T-Bil	mg/dL	0.9	UA	mg/dL	4.2
Neut	%	58	AST	U/L	84	TP	g/dL	7.2
LYMP	%	33	ALT	U/L	23	Alb	g/dL	4.1
MONO	%	4	LDH	U/L	512	TC	mg/dL	186
EOS	%	4.5	ALP	U/L	45	LDL-C	mg/dL	112
BASO	%	0.5	γ-GT	U/L	14	HDL-C	mg/dL	52
RBC	×10⁴/μL	420	ChE	U/L	350	TG	mg/dL	102
Hb	g/dL	12.0	CK	U/L	720	GLU	mg/dL	92
Ht	%	38.2	BUN	mg/dL	10	HbA1c	%	5.6
PLT	×10⁴/μL	33.4	Cre	mg/dL	0.7	CRP	mg/dL	0.3

尿蛋白（－）　尿潜血（－）　尿糖（－）

問題 🖊

Q2　この患者の病態として可能性のあるものを2つ選べ。

a．脂肪肝　　　　　　　　　　b．横紋筋融解症
c．甲状腺機能低下症　　　　　d．ネフローゼ症候群
e．原発性胆汁性胆管炎

Case 3 》甲状腺機能低下症

Scene 3

　さらに，4週間経過して受診し再度採血が行われた。主治医からは，「今日の血液検査ではCKがさらに上昇しています。前回追加で行った血液検査から甲状腺の病気があるので，コレステロールの薬は中止を継続し，甲状腺の薬を始めます。」と言われた。説明の意味がよくわからなかったと血液検査結果を見せてあなたに相談してきた。

臨床検査値（8週間後）

項目	単位	結果	項目	単位	結果	項目	単位	結果
WBC	/μL	5200	T-Bil	mg/dL	0.7	UA	mg/dL	4.1
Neut	%	59	AST	U/L	112	TP	g/dL	7.3
LYMP	%	32	ALT	U/L	23	Alb	g/dL	4.2
MONO	%	5	LDH	U/L	754	TC	mg/dL	285
EOS	%	3.5	ALP	U/L	47	LDL-C	mg/dL	195
BASO	%	0.5	γ-GT	U/L	16	HDL-C	mg/dL	56
RBC	×10^4/μL	410	ChE	U/L	350	TG	mg/dL	106
Hb	g/dL	11.9	CK	U/L	1230	GLU	mg/dL	89
Ht	%	37.1	BUN	mg/dL	11	HbA1c	%	5.5
PLT	×10^4/μL	34.4	Cre	mg/dL	0.7	CRP	mg/dL	0.2

尿蛋白（−）　尿潜血（−）　尿糖（−）

前回受診時血液検査データ

項目	単位	結果	項目	単位	結果	項目	単位	結果
Free T$_3$	pg/mL	<0.6	Free T$_4$	ng/mL	<0.2	TSH	μIU/mL	56

抗甲状腺ペルオキシダーゼ抗体（＋）　抗サイログロブリン抗体（＋）　抗TSHレセプター抗体（−）　抗Jo-1抗体（−）

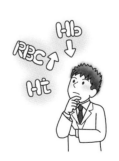

Q3 甲状腺疾患に関連する検査で正しい内容のものを2つ選べ。

a. 原発性甲状腺機能低下症ではTSHは上昇する
b. サイログロブリンは甲状腺がんで低値を示す
c. 抗TSH受容体抗体はバセドウ病の診断に役立つ
d. 抗サイログロブリン抗体はバセドウ病と慢性甲状腺炎の鑑別に役立つ
e. 抗甲状腺ペルオキシダーゼ抗体はバセドウ病と慢性甲状腺炎の鑑別に役立つ

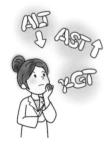

Case 3 甲状腺機能低下症

NOTE

◁ 正解 ▷

Scene 1

> **A1**　a．CK は高値である　　d．LDL-C は高値である

解 説

① Scene1 の検査値のプロブレムを整理する

#1 CK，LDH，AST 軽度上昇
#2 TC，LDL-C 上昇

② Scene1 の検査値から読み取れる病態

　本症例は健診で高血圧症と脂質異常症を指摘された女性です。

#1 CK は骨格筋，心筋，平滑筋，脳に存在する酵素で心筋梗塞や心筋炎などの心疾患や筋炎や横紋筋融解症などの筋疾患などで高値となります。LDH と AST は肝臓，筋肉，赤血球以外にあらゆる臓器に存在する酵素ですが，ALT（肝臓由来）と T-Bil（赤血球由来）の上昇がないことにより CK，LDH，AST の上昇は筋由来と考えられます。軽度な異常のため初診では原因精査はされませんでした。

#2 TC は 220mg/dL 以上で高コレステロール血症，LDL-C は 140mg/dL 以上で高 LDL コレステロール血症と考えられます。TG の上昇や HDL-C の異常もなく，WHO の高脂血症分類では IIa 型になります。

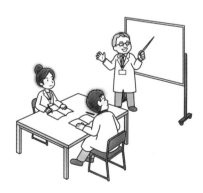

Case 3 甲状腺機能低下症

◀ 正解 ▶
Scene 2

> **A2**　b．横紋筋融解症　　c．甲状腺機能低下症

解説

検査値と臨床経過を踏まえたプロブレムの整理

#1 TC，LDL-Cの正常化：スタチンの投薬にてTCとLDL-Cは著明に低下し正常化しました。効果が不十分な場合は，小腸のコレステロール吸収トランスポーターであるNPC1L1の阻害剤を併用する場合があります。

#2 CK，LDH，AST上昇：スタチン投与前から筋原性酵素の軽度な上昇を認めていましたが，運動でも上昇することがありスタチンの投与を開始しました。副作用の有無を確認するため投与後4週間で採血を行いましたが，CK，LDH，ASTは前回より上昇していました。上昇した原因として，スタチンによる横紋筋融解症の可能性もありスタチンを中止されました。横紋筋融解症では筋肉内に存在するミオグロビンが血中に逸脱し，尿中へと排泄されます。検尿ではミオグロビンが反応することで尿潜血が陽性となることが知られています。本症例では，尿潜血は陰性でした。筋原性酵素上昇の他の原因として筋炎の可能性もありますが，高脂血症があることから甲状腺機能低下症に伴う筋疾患の可能性も考えられるため追加で血液検査を行いました。

#3 Free T_3，Free T_4低下，TSH上昇：甲状腺ホルモンと下垂体性ホルモンのTSHはペアーで測定し，これらの動きを総合的に解釈して病態を把握します。本症例ではFree T_3，Free T_4は低下しTSHが上昇しているデータより，甲状腺から分泌される甲状腺ホルモンが低下している状態を代償しようとして，下垂体から甲状腺刺激ホルモン（TSH）の分泌が高くなっていると考えられます。これらのデータから甲状腺機能低下症を疑います。

#4 抗甲状腺ペルオキシダーゼ抗体（抗TPO抗体）陽性，抗サイログロブリン抗体（抗Tg抗体）陽性：両者とも甲状腺の細胞成分に対する抗体で慢性甲状腺炎（橋本病）やバセドウ病などの自己免疫性甲状腺疾患で陽性となります。橋本病とバセドウ病のどちらでも陽性となるため鑑別はできません。

◣ 正解 ◢
Scene 3 ❯

A3　a．原発性甲状腺機能低下症では TSH は上昇する
　　　　c．抗 TSH 受容体抗体はバセドウ病の診断に役立つ

解説

①疾患の理解と診断・治療

二次性高脂血症

　高脂血症が認められた場合，原発性と二次性のどちらかを考える必要があります。二次性高脂血症の原因疾患には，糖尿病，甲状腺機能低下症，クッシング症候群，痛風などの内分泌代謝疾患，原発性胆汁性胆管炎（PBC）や閉塞性黄疸などの肝疾患，ネフローゼ症候群や慢性腎不全などの腎疾患，ステロイドホルモンやサイアザイドなどの薬剤によるものなどがあります。本症例では，血液検査と尿検査から糖尿病，痛風，PBC，閉塞性黄疸，ネフローゼ症候群，慢性腎不全は否定的ですが，CK を中心とした筋原性酵素の上昇を認めていることから甲状腺機能低下症は初診時より念頭に置く必要があると考えられます。二次性高脂血症が除外される場合は，家族性高コレステロール血症などを含めた原発性高脂血症が考えられます。治療法として，まずは食事，運動，禁煙などの生活習慣の改善を行います。年齢や冠動脈疾患，糖尿病，慢性腎臓病，高血圧などの基礎疾患の有無に応じて，LDL-C の管理目標値までの低下を目指します。それでも目標値まで下がらない場合，薬物療法として HMG-CoA 還元酵素阻害剤（スタチン），小腸コレステロールトランスポーター阻害剤，陰イオン交換樹脂製剤などの使用が検討されます。一方，二次性高脂血症では原因疾患の治療を行います。

甲状腺機能低下症

　甲状腺ホルモンが不足していることでホルモンの作用が低下している状態を甲状腺機能低下症と呼び，無気力，疲労感，むくみ，寒がり，体重増加，動作緩慢，便秘などの症状が認められることがあります。甲状腺機能低下症

の原因には甲状腺自体に障害がある場合（原発性甲状腺機能低下症）と脳外科手術や放射線照射などによる下垂体や視床下部の障害による場合（中枢性甲状腺機能低下症）とがあります。原発性甲状腺機能低下症のほとんどは慢性甲状腺炎（橋本病）が原因です。橋本病は自己免疫疾患の1つで，甲状腺機能低下により甲状腺ホルモンであるFree T_3，Free T_4の低下と下垂体から分泌される甲状腺刺激ホルモン（TSH）の増加が認められます。また，甲状腺細胞成分に対する自己抗体である抗TPO抗体あるいは抗Tg抗体が陽性となります。甲状腺機能低下症では肝細胞表面のLDL受容体の発現の低下や小腸からの脂質吸収が亢進するため高コレステロール血症となります。また，甲状腺機能低下症では血清CKの上昇や筋力低下などの筋症状が認められることがあります。CK上昇の機序としては，甲状腺ホルモン低下に伴う代謝の低下やATPの減少による筋細胞膜の透過性の亢進が考えられます。治療としては，甲状腺ホルモンであるレボチロキシンナトリウム水和物による補充療法を行います。高齢者や冠動脈疾患，不整脈のある患者では少量から慎重に治療を開始します。

②治療経過に関する考察

　本症例は初診時，高血圧症と高コレステロール血症の診断にてオルメサルタン　メドキソミル20mgとロバスタチンカルシウム2.5mgが処方されました。主治医は血液検査にてCKを中心とした筋原性酵素の上昇が認められることを把握していましたが，軽度な上昇のためゴルフなどの運動の影響を考えていました。WHOの高脂血症分類でⅡa型にて，HMG-CoA還元酵素阻害剤を処方しました。高コレステロール血症の患者では，コレステロールが高い原因として原発性か二次性かを見極める必要があります。本症例では，筋原性酵素の上昇から二次性高脂血症の可能性として甲状腺機能低下症を鑑別にあげる必要があります。患者への問診として，筋症状も含めた甲状腺機能低下症で認められる症状を問診することが勧められます。高齢者においては症状がはっきりとしない場合もあり，甲状腺ホルモンを測定しておくことが望ましいです。2回目の受診ではTC，LDL-Cはスタチンの効果として正常化しましたが，血清CKが初診時よりさらに上昇していたためスタチンによる横紋筋融解症の可能性も考えてスタチンを中止しました。血清CK上昇の

他の原因として甲状腺機能低下症によるミオパチーや多発性筋炎なども念頭において追加で採血を行いました。3回目受診時の血液検査ではCKはさらに上昇し，TC，LDL-Cはスタチンを中止したため再上昇していました。2回目受診時の追加検査では甲状腺関連ホルモンの結果と自己抗体の結果から慢性甲状腺炎に伴う甲状腺機能低下症と診断され，高コレステロール血症とCK上昇は甲状腺機能低下症によるものと判断されました。甲状腺ホルモン補充療法が開始されましたので，甲状腺機能低下症の回復に伴って脂質異常や高CK血症の改善が見込まれます。

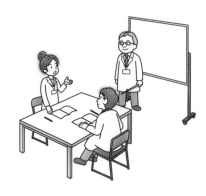

Case 3 〉 甲状腺機能低下症

NOTE

Case 4 〉 多発性骨髄腫

　5年前から血中にM蛋白を認めるとのことで大学病院に通院している患者である。大学病院では治療の必要がないと言われ，3カ月ごとに検査のフォローをされている。1カ月前から腰痛を認めるようになったため，近医（内科医院）を受診し，同医院の処方箋を持って初めて当薬局を訪れた。たまたまお持ちであった2年前の大学病院での検査結果を患者から見せてもらえた。

| 患者背景

65歳男性　身長170cm　体重64Kg　来局時血圧132/74mmHg

病歴：なし　　喫煙歴：なし　　飲酒歴：毎日ビール350mL

| 処方内容

Rp. 1 ）ロキソニン錠60mg　　　　　　　1回1錠（1日1錠）

　　　　ムコスタ錠100mg　　　　　　　　1回1錠（1日1錠）

　　　　　1日1回　朝食後　　　　　　　28日分

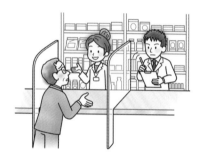

臨床検査値(2年前)

項目	単位	結果	項目	単位	結果	項目	単位	結果
WBC	/μL	6570	MCV	fL	92.4	Cre	mg/dL	0.84
Neut	%	61.4	PLT	×10⁴/μL	16.7	TP	g/dL	7.1
LYMP	%	26.9	AST	U/L	27	Alb	g/dL	4.0
MONO	%	9.3	ALT	U/L	24	Na	mEq/L	138
EOS	%	1.6	LDH	U/L	191	K	mEq/L	3.9
BASO	%	0.8	γ-GT	U/L	23	Ca	mg/dL	8.8
RBC	×10⁴/μL	472	T-Bil	mg/dL	1.0	Cl	mEq/L	108
Hb	g/dL	14.5	D-Bil	mg/dL	0.2	GLU	mg/dL	100
Ht	%	43.6	BUN	mg/dL	19	CRP	mg/dL	0.101

項目	単位	結果	項目	単位	結果
IgG	mg/dL	2047	IgM	mg/dL	170
IgA	mg/dL	360	蛋白分画検査		M蛋白を認める

(基準値)IgG 820〜1740mg/dL, IgA 110〜410mg/dL, IgM 33〜190mg/dL

 問題

Q1 検査データから読み取れる内容として正しいものはどれか。

a. 白血球増加である　　　　　　b. 貧血である
c. 腎障害である　　　　　　　　d. 高Ca血症である
e. M蛋白血症である

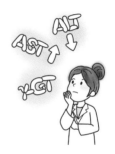

Scene 2

　患者の話をよく聞いてみると，3カ月前の検査では悪化傾向にあることを告げられていた。しかし，症状がないので経過観察と言われた。3カ月前の大学病院での検査結果も見せてもらった。

臨床検査値（3カ月前）

項目	単位	結果	項目	単位	結果	項目	単位	結果
WBC	/μL	2480	PLT	×10^4/μL	25.5	Alb	g/dL	3.6
Neut	%	74.9	AST	U/L	33	Na	mEq/L	139
LYMP	%	13.9	ALT	U/L	35	K	mEq/L	4.4
MONO	%	9.7	LDH	U/L	182	Ca	mg/dL	10.3
RBC	×10^4/μL	350	γ-GT	U/L	91	Cl	mEq/L	103
Hb	g/dL	12.3	BUN	mg/dL	19	GLU	mg/dL	100
Ht	%	36.0	Cre	mg/dL	0.88	CRP	mg/dL	0.101
MCV	fL	103.2	TP	g/dL	8.8			

項目	単位	結果	項目	単位	結果
IgG	mg/dL	3240	IgM	mg/dL	30
IgA	mg/dL	92	遊離L鎖κ/λ比		12.24

問題

Q2　この状態における治療の開始の判断に用いられるのはどれか。
3つ選べ。

a．白血球数　　　　　　　　b．ヘモグロビン値
c．血小板数　　　　　　　　d．クレアチニン値
e．カルシウム値

Case 4 多発性骨髄腫

　3カ月が経過し再び来局された。前回の来局後に，「症候性の骨髄腫」と診断され治療を受けたとのこと。治療を受けて軽い倦怠感はあるものの腰痛はまったくなくなった。

問題

Q3 初回治療として標準的に用いられないのはどれか。

a．サリドマイド　　　　　b．プレドニゾロン
c．インターフェロン　　　d．レナリドミド
e．ボルテゾミブ

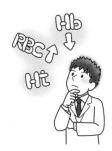

◤ 正解 ◢

Scene 1 ▶

> **A1**　e．M蛋白血症である

解説

① Scene 1 の検査値のプロブレムを整理する

#1 IgG高値
#2 蛋白分画にてM蛋白検出

② Scene 1 の検査値から読み取れる病態

　本症例は 2 年前の血液検査にてM蛋白を認めた男性です。

#1 **#2** 蛋白分画を調べるために血清をセルロースアセテート膜電気泳動すると，血清蛋白がAlb，α1-グロブリン，α2-グロブリン，β-グロブリン，γ-グロブリンの 5 分画に分かれます。このうち，γ-グロブリンには（一部β-グロブリンにも）免疫グロブリンが含まれます。

　IgGを含む免疫グロブリンの増加はさまざまな原因でみられますが，まず各々の免疫グロブリンが多クローン性増加（同じIgGであってもいろいろな性質を持っているものが全体に増加している）なのか，単クローン性増加（数ある性質のIgGのうちある 1 種類のみの増加）なのかに分けて原因を考えるのが一般的です。この患者では蛋白分画にてM蛋白検出していますので単クローン性に増加しているものから原因を検索します。この患者のM蛋白がどのようなものかを精査するためには，血清免疫電気泳動や免疫固定法での検査が必要です。

　M蛋白は免疫グロブリンですので，免疫グロブリンを産生する形質細胞（B細胞由来）になんらかの異常があることが大部分です。M蛋白が出現する疾患としては多発性骨髄腫，原発性マクログロブリン血症，意義不明の単クローン性γ-グロブリン血症：MGUS（monoclonal gammopathy of undetermined significance），重鎖病，ALアミロイドーシスなどがあります。膠原病，慢性感染症，肝疾患などの慢性疾患や健常者でも認められることがあります。

　このうち骨髄腫は臨床経過上から最も鑑別上重要な疾患です。骨髄腫の診断基準（国際骨髄腫ワーキンググループ（IMWG）2014年改訂）は，①骨髄でのクローナルな形質細胞比率＞10％，あるいは生検での髄外形質細胞腫の確認，②骨髄腫による臓器障害（高Ca血症，腎不全，貧血，骨病変），③悪性バイオマーカー（骨髄形質細胞比率60％以上，遊離L鎖κ/λ比（FLC比）が100以上，MRIで巣状病変あり）を認めることです。本症例の2年前の検査を見ると，M蛋白血症を認める以外には異常所見を認めず，また症状もないことから「意義不明の単クローン性γ-グロブリン血症（MGUS）」が疑われます。MGUSは，血清中のM蛋白が3 g/dL以下であること，骨髄中の単クローン性形質細胞比率が10％以下であること，臓器障害がないことです。この患者では骨髄検査に関する情報はありませんが，M蛋白以外の所見がないことからMGUSであると思われます。なお，この患者のM蛋白は少しだけ上昇しているIgGと思われます。また，骨髄腫の診断にとって重要なことは，M蛋白（本症例ではIgG）が増加するとともに，正常免疫グロブリン（本症例ではIgG以外のIgAやIgM）が低下することです。この患者の2年前の検査結果では，正常免疫グロブリンの低下を認めないため，骨髄腫とは診断できず，経過観察されたと考えられます。

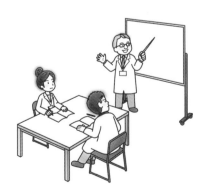

Case 4 》多発性骨髄腫

≪ 正解 ≫

Scene 2

> **A2**　b．ヘモグロビン値　　d．クレアチニン値
> 　　　　e．カルシウム値

解 説

① Scene 2の検査値のプロブレムを整理する

#1　IgG高値

#2　IgM低値，IgA低値

#3　白血球数減少，軽度貧血

#4　高Ca血症

② Scene 2の検査値から読み取れる病態

　この患者の検査結果を2年前と3カ月前で比較すると，いくつかの変化がみられます。すなわち，白血球減少，貧血，クレアチニン値の上昇，カルシウム値の上昇，総蛋白の上昇などです。さらにIgGの上昇およびIgAとIgMの低下がみられており，主治医から言われているとおり，悪化傾向にあると思われます。

　骨髄腫の確定診断の決め手として，形質細胞増殖による臓器傷害と悪性バイオマーカーがあります。形質細胞増殖による臓器傷害は，高Ca血症（C：基準値より1mg/dLを超える上昇または＞11mg/dL），腎不全（R：クレアチニンクリアランス＜40mL/分または＞2mg/dL），貧血（A：Hb基準値より2g/dL以上低下またはHb10g/dL未満），骨病変（B：X線，CT，PET/CTでの1つ以上の溶骨性病変）で，頭文字をとって「CRAB」と呼ばれます。悪性バイオマーカーは，S：骨髄形質細胞比率60％以上，Li：FLC比（遊離L鎖κ/λ比）100以上，M：MRIで巣状病変＞1の3つで，頭文字をとって「SLiM」と略されます。MGUSは無治療経過観察が原則ですが，年1％の割合で骨髄腫に進展するため，このような状態が確認できた時点で治療を開始します。

　血球減少の観点からみると，この患者は白血球数と赤血球数の減少傾向があり，血小板数は正常です。貧血は前述のように治療の開始基準に含まれますが，白血球数と血小板数は骨髄腫に特徴的な変動はありません。白血球減少に伴う発熱や感染症，血小板減少による紫斑や出血傾向などがみられた場合には，骨髄中で増殖した骨髄腫細胞によって正常造血が障害されている可能性が高いと考えられます。

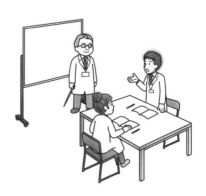

◆ 正解 ◆
Scene 3

> **A3**　c. インターフェロン

解説

① 疾患の治療方針

　骨髄腫と診断され，「CRAB」や「SLiM」を認めると治療が開始されます。この患者も血液検査が悪化し，腰痛を認めるようになっており，MGUSから症候性骨髄腫に進展した可能性が高かったのですが，やはり「症候性の骨髄腫」と診断されたようです。

　骨髄腫患者の治療は，①プロテアソーム阻害薬（PI：proteasome inhibitor），②免疫調整薬（IMiD：immunomodulatory drug），③モノクローナル抗体治療薬，④副腎皮質ステロイド，⑤アルキル化薬などの化学療法薬のうちの2～3剤を併用する治療が主体となります。

　骨髄腫患者の初期治療は，年齢と臓器障害の有無によって異なります。65歳未満で，臓器障害のない場合，自家末梢血幹細胞移植の適応となります。まずプロテアソーム阻害系のボルテゾミブ＋デキサメタゾン（Bd）療法，もしくはBd療法にシクロホスファミドを加えたBCd療法やレナリドミドを加えたBLd療法による寛解導入を3～4サイクル施行します。寛解に到達した場合，G-CSF単独，またはCXCR4受容体拮抗薬であるプレリキサホル薬併用で自家末梢血造血幹細胞を採取して凍結します。その後，大量メルファラン療法（200mg/㎡）による前処置後に自家造血幹細胞移植を実施します。大量メルファラン療法＋自家末梢血幹細胞移植は，通常の化学療法のみの治療より長期の無増悪生存期間をもたらします。65歳以上，または臓器障害のために自家末梢血幹細胞移植の適応でない場合は，内服薬であるメルファラン＋プレドニゾロン（MP）療法にボルテゾミブを併用したMPB療法や，レナリドミド＋少量デキサメタゾン（Ld）療法が標準治療です。

　再発・難治性患者に対しては，初期治療とは異なる作用機序を有する薬剤を含む救援療法が推奨されます。2剤併用（doublet）療法では，PIである

ボルテゾミブやカルフィルゾミブ，IMiDであるサリドマイド，レナリドミド，ポマリドミドのいずれかに少量デキサメタゾンを併用します。また，3剤併用（triplet）療法として，ボルテゾミブと少量デキサメタゾン併用（Bd療法）に抗CD38抗体であるダラツムマブの併用，あるいはレナリドミドと少量デキサメタゾン併用（Ld療法）に経口のPIであるイキサゾミブ，カルフィルゾミブ，抗SLAMF7抗体エロツズマブやダラツムマブの併用などがあります。

プロテアソーム阻害系（PI）	ボルテゾミブ
	カルフィルゾミブ
	イキサゾミブ
免疫調整薬（IMiD）	サリドマイド
	レナリドミド
	ポマリドミド
モノクローナル抗体治療薬	ダラツムマブ
	エロツズマブ
ヒストン脱アセチル化酵素阻害薬	パノビノスタット

②治療中の経過観察

　このように骨髄腫の治療には多数の薬剤が用いられますが，患者の多くは高齢者であり，副作用の管理が極めて重要です。

治療薬の副作用

①プロテアソーム阻害系のうち，ボルテゾミブの末梢神経障害，イキサゾミブの皮疹，消化器症状，カルフィルゾミブの高血圧や心不全などの副作用があります。また，帯状疱疹を合併することもあります。

②免疫調整薬では，血栓と催奇形性が問題となります。投与時には深部静脈血栓症や肺塞栓症の予防が必要です。また，催奇形性を有するため，避妊を含めて厳重な薬剤の管理が必要です。そのほか，サリドマイド薬には眠気，倦怠感，末梢神経障害，便秘，皮疹など，レナリドミドには血球減少や肝障害・腎障害，ポマリドミドには重篤な好中球減少症などの副作用があります。

③抗体療法であるエロツズマブやダラツムマブは重篤な輸注反応を起こすことがあるため，抗ヒスタミン薬，アセトアミノフェンとコルチコステロイ

ドの予防投与が必要です。

④治療薬ではありませんが，骨病変に対してビスホスホネート製剤であるゾ
　レドロン酸，あるいはRANKLに対する中和抗体であるデノスマブを使用
　します。これらの薬剤は，骨関連事象の発症を低下させるとともに骨痛軽
　減作用もあります。しかし，重篤な副作用として，低カルシウム血症や顎
　骨壊死があり，十分な注意が必要です。

治療中の副作用監視

　　前述のように治療を開始後は薬剤による副作用を経時的に観察します。免
疫調整薬は高齢者や再発した場合に汎用しますが血球減少を認めると治療の
継続が困難になります。特に高齢の患者の多い骨髄腫では発熱性好中球減少
症の発症頻度も高く，厳重な管理が必要となります。

①レナリドミドはデキサメタゾンとの併用で，１日１回25mgを21日間連日
　経口投与した後に７日間休薬するという28日を１サイクルとして投与を繰
　り返します。レナリドミドの投与によって，好中球が500/μL未満，ある
　いは血小板が２万5000/μL未満に減少した場合は休薬して，それぞれが
　1000/μL以上あるいは５万/μL以上に回復すれば投与量を減量（１日１回
　25mg連日経口投与→20mg→15mg→10mgと血球減少のたびに減量）し
　て再開します。

②ポマリドミドもデキサメタゾンと併用して１日１回４mgを21日間連日経
　口投与後に７日間休薬する28日を１サイクルとして投与を繰り返します。
　ポマリドミドの投与で，好中球減少症が42.9％，血小板減少症が24.7％，
　貧血が19.2％と高頻度にみられるため，レナリドミドと同様の基準で減量
　する必要があります。

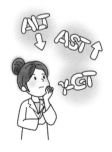

Case 4 〉 多発性骨髄腫

NOTE

Case 5 〉 生活習慣病を背景とする心不全

Scene 1 〉

　20年前から高血圧症，脂質異常症で近医の内科医院に通院していた患者である。当薬局が開局した10年前からかかりつけ薬局になった。1年前に突然の胸痛で救急搬送され，前壁急性心筋梗塞の診断で大学病院の救命センターに入院し心臓カテーテル治療（ステント留置術）を受けた。その後はとても調子が良く経過している。現在も大学病院の循環器内科に通っている。本日の採血の結果を受けて薬が追加となった。

┃患者背景

65歳女性　身長156cm　体重75kg　来局時血圧122/77mmHg

病歴：高血圧症（45歳），脂質異常症（54歳），陳旧性心筋梗塞（64歳）にて内科に通院。

喫煙歴：なし　　飲酒歴：なし　　サプリメント等の摂取：なし

職業：主婦（5年前までは事務員をしていた）

患者から：食欲は旺盛でよく食べます。甘いものが好物でよく食べてしまいます。果物も大好きです。

┃処方内容

Rp.1）	プラビックス錠（クロピドグレル硫酸塩）75mg	1回1錠（1日1錠）
	メインテート錠（ビソプロロールフマル酸塩）2.5mg	1回1錠（1日1錠）
	アジルバ錠（アジルサルタン）40mg	1回1錠（1日1錠）
	アムロジピン錠（アムロジピンベシル酸塩）5mg	1回1錠（1日1錠）
	リバロ錠（ピタバスタチンカルシウム）2mg	1回1錠（1日1錠）
	ゼチーア錠（エゼチミブ）10mg	1回1錠（1日1錠）
	スピロノラクトン錠（スピロノラクトン）25mg	1回1錠（1日1錠）
	ダイアート錠（アゾセミド）30mg	1回0.5錠（1日1錠）
	1日1回　朝食後	56日分

Rp. 2）フェブリク錠（フェブキソスタット）10mg　　　1回1錠（1日1錠）
　　　　1日1回　朝食後　　　　　　　　　　　　　56日分

※本日からフェブリクが開始になっています。

臨床検査値（本日）

項目	単位	結果	項目	単位	結果	項目	単位	結果
WBC	/μL	7600	AST	U/L	18	TP	g/dL	7.3
Neut	%	61.9	ALT	U/L	19	Alb	g/dL	4.1
LYMP	%	27	LDH	U/L	219	TC	mg/dL	139
MONO	%	8	ALP	U/L	86	LDL-C	mg/dL	62
EOS	%	2.9	γ-GT	U/L	21	HDL-C	mg/dL	48
BASO	%	0.2	ChE	U/L	411	TG	mg/dL	95
RBC	×10⁴/μL	499	T-Bil	mg/dL	0.7	GLU	mg/dL	101
Hb	g/dL	15.6	BNP	pg/mL	78	HbA1c	%	6.4
Ht	%	47.2	BUN	mg/dL	18	CRP	mg/dL	0.02
PLT	×10⁴/μL	24.4	Cre	mg/dL	0.96			
PT	%	94	UA	mg/dL	9.8			

尿蛋白（−）　尿潜血（−）　尿糖（−）

項目	単位	結果	項目	単位	結果
FT4	ng/dL	1.4	TSH	μIU/mL	3.74

問題

 Q1 検査データから読み取れる内容として正しいものはどれか。
2つ選べ。

a．糖尿病である　　　　　　　　b．中性脂肪は高値である
c．白血球数は高値である　　　　d．BNPは上昇している
e．尿酸は高値である

Scene 2

　Scene 1 から半年経過し病状も安定しており，自宅近所の市立病院（循環器内科）で治療を継続することになった。転院から半年が経過した。最近，階段で2階まで上がると呼吸困難感が出現するようになり市立病院を受診した。1年前より3kgの体重増加があり下腿浮腫が軽度みられたため再度血液検査を実施したという。胸部Xpでは心不全の兆候はないが心エコー検査で左心室の機能は低下していると主治医から説明があったという。

臨床検査値（1年後）

項目	単位	結果	項目	単位	結果	項目	単位	結果
WBC	/μL	5700	LDH	U/L	209	Alb	g/dL	3.9
RBC	×10⁴/μL	449	ChE	U/L	381	TC	mg/dL	169
Hb	g/dL	13.6	T-Bil	mg/dL	0.8	LDL-C	mg/dL	69
Ht	%	45.2	BNP	pg/mL	188	HDL-C	mg/dL	51
PLT	×10⁴/μL	24.1	BUN	mg/dL	20	TG	mg/dL	105
PT	%	99	Cre	mg/dL	1.01	GLU	mg/dL	99
AST	U/L	29	UA	mg/dL	5.7	HbA1c	%	6.7
ALT	U/L	19	TP	g/dL	7.6	CRP	mg/dL	0.11

尿蛋白（−）　尿潜血（−）　尿糖（−）

問題

Q2　この患者の病態を考えたうえでのプロブレムとして誤っているものはどれか。

a．心不全増悪　　　　　　　b．肥満
c．耐糖能の悪化　　　　　　d．メタボリックシンドローム
e．LDLコレステロール高値

Scene 3

　さらに半年経過した。管理栄養士の指導が入り，塩分制限が十分できるようになったという。BNPは54pg/mLに下がり，呼吸困難感は消失した。体調が良くなり食欲は旺盛でむくみがなくなったのに体重は77kgもある。「今回，血液検査で初めてHbA1c 7.7％，空腹時血糖180mg/dLと言われ，糖尿病もあるので新たに内服薬を追加しましょう。」と医師から言われ，糖尿病の薬が追加投薬された。

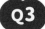 問題

Q3　今後，この患者の病態を考えたうえで優先したい薬物を1つ選べ。

a．メトグルコ（メトホルミン塩酸塩）
b．ジャヌビア（シタグリプチンリン酸塩）
c．フォシーガ（ダパグリフロジンプロピレングリコール）
d．アマリール（グリメピリド）
e．セイブル（ミグリトール）

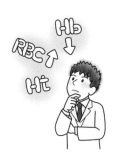

≪ 正解 ≫
Scene 1

> **A1**　d．BNP は上昇している　　e．尿酸は高値である

解説

① Scene 1 の検査値のプロブレムを整理する

#1 BNP 高値
#2 LDL-C 低値
#3 HbA1c 軽度上昇
#4 高尿酸血症

② Scene 1 の検査値から読み取れる病態

　この患者は肥満（BMI 30.8）をベースに高血圧，高脂血症が元々あった方で，1 年前に心筋梗塞を発症しています。

#1 BNP が上昇しており心不全が背景にありそうです。心不全の重症度ステージは A〜D に分類されます。ステージ A は「器質的心疾患のないリスクステージ」，ステージ B は「器質的心疾患があるリスクステージ」，ステージ C は「心不全ステージ」，ステージ D は「治療抵抗性心不全ステージ」です。この段階では心筋梗塞の既往はあるが症状はないのでステージ B と考えられます。心エコーでの精査は必要です。

#2 元々高脂血症はあったようですが心筋梗塞発症後のため，スタチンに加えエゼチミブを併用して強力に LDL を低下させています。「脂質異常症診療ガイド 2018 年版」では，生活習慣の改善，食事管理，体重管理，禁煙，飲酒，身体活動，運動などについて細かく指導されています。陳旧性心筋梗塞の既往があるので，LDL コレステロール 100mg/dL 未満，中性脂肪 150mg/dL 未満，HDL コレステロールは 40mg/dL 以上を目標に治療されます。

#3 糖尿病と診断するためには複数回空腹時血糖 126mg/dL 以上，HbA1c 6.5％以上がそろう必要がありますので糖尿病の診断はできませんが，耐糖能異常がある可能性の高い HbA1c です。

Case 5 〉 生活習慣病を背景とする心不全

#4　尿酸値7.0mg/dL以上の場合は高尿酸血症といいます。ダイアートの内服が影響しているかもしれません。心不全の治療の関係から中止は困難かもしれません。明らかな高尿酸血症でなんらかの薬物療法を開始すべき値で，今回フェブリク投与開始となりました。

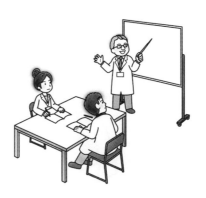

◇ 正解 ◇
Scene 2

> **A2**   e. LDL コレステロール高値

解説

検査値と臨床経過を踏まえたプロブレムの整理

#1 BNPのさらなる上昇：陳旧性心筋梗塞，慢性心不全で通院中です。心不全の自覚症状の増悪，体重増加，下肢浮腫，BNPも2倍以上上昇しており，うっ血性心不全の増悪が疑われます。生活習慣，さらには投薬の見直しが必要です。

#2 HbA1c上昇（空腹時血糖基準内）：血糖値は基準範囲ですがHbA1cが6.7%と前回より上昇しています。食後高血糖の可能性があります。耐糖能異常の背景に肥満がありますが，なかなか改善できないようです。生活習慣の改善のための介入が必要かもしれません。

#3 LDL-C低値：LDLコレステロール100mg/dL未満に維持されています。

#4 尿酸正常：フェブリクの効果のためか尿酸は基準値内となりました。

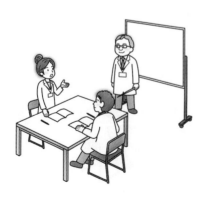

Case 5 〉**生活習慣病を背景とする心不全**

◢ 正解 ◣

Scene 3

A3　c．フォシーガ（ダパグリフロジンプロピレングリコール）

解説

①疾患の理解と経過

　心不全の診断は，症状をよく聴き，徴候をよくみて，さらに他の検査と合わせて総合的に判断を下すことが大事です。BNPを上手く使うことでより良い心不全の診療が広く行き届くことが可能となります。本症例は既往歴から左心機能の低下を伴った慢性心不全とすでに診断が確定している症例です。個々の症例に最適なBNP値を見つけ，その値を維持する包括的な疾病管理，つまり，生活習慣の是正（断煙，断酒，減塩，食事や運動の適正化など）と適切な薬物治療が重要です。基本的に，BNP値をある数値以下に維持しなければいけないという絶対的な目標値はありません。

　Scene 2では自覚症状の増悪，体重増加，下肢浮腫，BNPも2倍以上上昇しており，うっ血性心不全の増悪が疑われます。さらには最近，糖尿病が出現しています。うっ血性心不全の増悪については心不全管理中のBNP値は過去との比較が大切です。前回に比べて2倍以上に上昇したときには，何か理由があります。その原因を探索し，早めの介入が必要でしょう。BNPはあくまでも心不全のバイオマーカーです。心不全診療の補助手段としてはとても有力ですが，これだけで原因となっている基礎疾患は分かりません。つまり，BNPのみに基づいた心不全診断や疾病管理はありえません。数値を修飾する因子としては，肥満は値を低下させ，心房細動や加齢，女性，腎機能低下は値を上昇させます。

②薬物治療に関する考察

糖尿病合併うっ血性心不全

　本症例の場合は，肥満，高血圧，高脂血症があり，さらに糖尿病が確定しました。メタボリックシンドロームがありますので，生活習慣の是正のため

に指導を行う必要性があります。多くの研究から糖尿病は心不全の進展要因であることは明らかです。同時に，糖尿病は心血管疾患の主要危険因子でもあります。しかしながら，今まで従来の糖尿病治療薬は心不全に対する予防効果を示すエビデンスに乏しい結果しかありませんでした。薬物治療については糖尿病合併うっ血性心不全については，近年SGLT2阻害薬の心不全治療に関する良好な報告が数多くされています。本症例では心不全もあり，糖尿病も併発してきたとのことで，SGLT2が追加されたようです。

SGLT2阻害薬と心不全

　2015年EMPA-REG OUTCOME試験において，SGLT2阻害薬エンパグリフロジンは，プラセボ群と比較し動脈硬化性心疾患合併の2型糖尿病患者の心血管死および心不全入院を有意に減らしたと報告されました。同様に，CANVAS試験ではカナグリフロジンが，DECLARE-TIMI 58試験ではダパグリフロジンが，動脈硬化性心疾患合併の2型糖尿病患者の心不全入院や心血管死を減少させると報告され，SGLT2阻害薬の心保護作用に多くの注目が集まりました。しかし，それら試験の対象者の多くは心不全を合併していない糖尿病患者でした。

　そこで，糖尿病合併の有無を問わず，心収縮能低下した心不全患者で，心不全の標準治療を受けている（ACE阻害薬・ARB，β遮断薬は9割以上，ミネラルコルチコイド受容体拮抗薬が7割以上導入されている）症例に対するダパグリフロジンの上乗せ投与効果を検証した大規模試験がDAPA-HF試験として行われました。糖尿病合併の有無にかかわらず，ダパグリフロジン上乗せは有意に心血管死，心不全を抑制するという結果でした。つまり，SGLT2阻害薬のダパグリフロジンは，標準治療を受けた心収縮能低下した心不全患者に対する上乗せ心不全治療薬と考えることができます。SGLT2は心不全患者にとって，これまでにない新しい治療薬として非常に期待されています。

　日本では，選択的SGLT2阻害薬「フォシーガ錠（一般名：ダパグリフロジンプロピレングリコール水和物）」について，標準治療を受けている慢性心不全患者に対する追加治療薬として保険適応が2020年11月27日に認められ，使用可能となりました。

Case 5　生活習慣病を背景とする心不全

INDEX

薬剤師のための

検査値判読ドリル

定価　本体3,000円（税別）

2021年7月30日　発　行
2021年11月10日　第2刷発行
2022年11月30日　第3刷発行

監修・編集　上硲 俊法（かみさこ としのり）

発 行 人　武田 信

発 行 所　株式会社じほう

　　　　　101-8421　東京都千代田区神田猿楽町1-5-15（猿楽町SSビル）
　　　　　振替　00190-0-900481
　　　　　＜大阪支局＞
　　　　　541-0044　大阪市中央区伏見町2-1-1（三井住友銀行高麗橋ビル）
　　　　　お問い合わせ　https://www.jiho.co.jp/contact/

©2021　　　　　組版　（株）ケーエスアイ　　印刷　（株）日本制作センター
Printed in Japan

万一落丁，乱丁の場合は，お取替えいたします。
ISBN 978-4-8407-5376-0

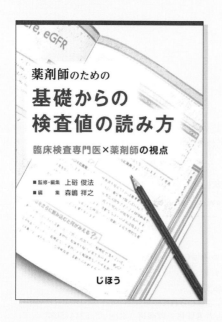